Ledochowski
Wenn Brot & Getreide
krank machen

Der Autor

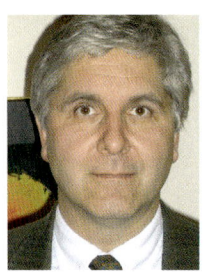

Univ.-Doz. Dr. med. Maximilian Ledochowski
gilt im deutschsprachigen Raum als einer
der Pioniere auf dem Feld der Lebensmittel-
Intoleranzen, insbesondere der Fruktosemalabsorption. Aufgrund vieler Beobachtungen
in seiner Praxis beschäftigt er sich außerdem
mit Gluten-Intoleranz und – zunehmend
– mit anderen, von Gluten unabhängigen,
Unverträglichkeiten von Brot und Getreide.
Er ist damit einer der ersten Wissenschaftler, die diesen Themenkreis erforschen. Als
Internist und Ernährungsmediziner betreibt
er in Innsbruck eine eigene Praxis, die auf die
Diagnose und Therapie von Nahrungsmittelunverträglichkeiten spezialisiert ist.

Univ.-Doz. Dr. med. Maximilian Ledochowski

Wenn Brot & Getreide krank machen

Gluten-Intoleranz, Zöliakie – oder was sonst?

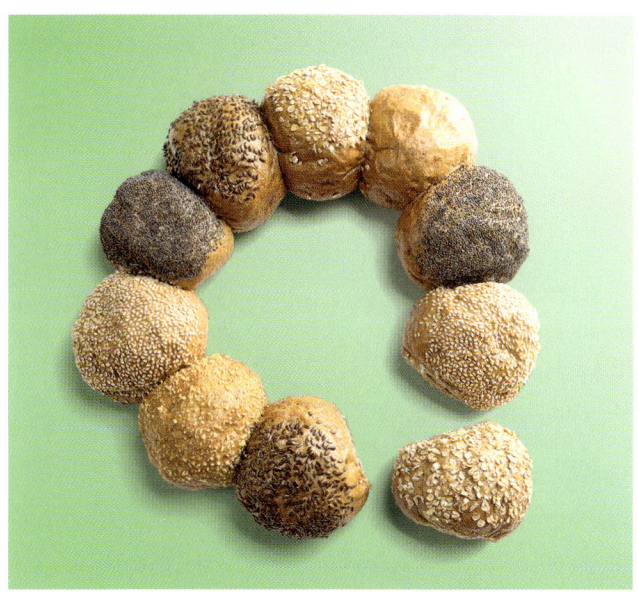

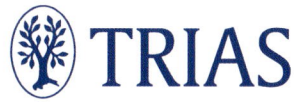

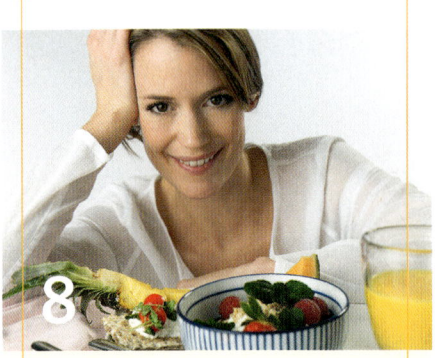

Übeltäter: Brot

Vertragen Sie »ungesundes« Weißbrot besser als »gesundes« Vollkornbrot? Essen Sie Brot immer erst, wenn es schon älter ist, oder verzehren Sie gar keins mehr, weil Sie Verdauungsbeschwerden fürchten?

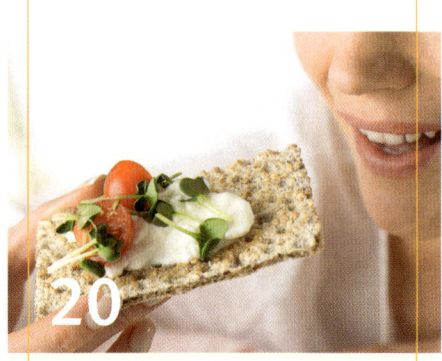

Die Auslöser aufspüren

Fragebögen unterstützen Sie dabei, die möglichen Verursacher einzukreisen. Mit Selbsttests kommen Sie Ihren persönlichen Auslösern auf die Spur. Dabei wird der Speiseplan über 2 Wochen gezielt eingeschränkt und das Befinden dokumentiert.

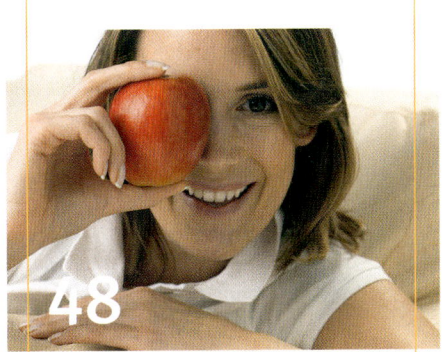

48

Die Zusammenhänge verstehen

Am häufigsten führt Gluten zu Beschwerden, aber Phytinsäure, Ballaststoffe, Weizenkeimlektine und andere Getreidebestandteile können ebenfalls unverträglich sein. Sie lernen alle natürlichen Inhaltsstoffe von Getreide und auch die vielen Zusatzstoffe kennen, die Probleme bereiten können.

Liebe Leserin, lieber Leser,

die Vorstellung, dass jemand ein so altes und traditionsreiches Grundnahrungsmittel wie Brot nicht vertragen kann, erscheint ungeheuerlich. Aus diesem Grund
werden Unverträglichkeitsreaktionen auf Brot- und Getreidebestandteile tatsächlich oft erst nach einer längeren Odyssee durch diverse Facharztpraxen erkannt,
denn auch für viele Ärzte ist dieses Gebiet Neuland. Diejenigen jedoch, die sich –
wie ich selbst – schon einige Zeit mit der Thematik beschäftigt haben, beobachten
eine Zunahme der Häufigkeit dieser Erkrankungen. (Zu den Gründen erfahren Sie
später mehr.)

Die Allgegenwart von Brot und anderen Getreideprodukten ist ein Grund für die
Schwierigkeiten beim Erkennen der Probleme: Man sieht den Wald vor lauter
Bäumen nicht. Ein anderer Grund sind die recht allgemeinen und vieldeutigen
Symptome, wie Blähungen, Bauchschmerzen, Durchfall, schmieriger Stuhl oder
Verstopfung. Es gibt eine ganze Reihe weiterer Krankheitsbilder, die sich ähnlich
darstellen und die man demzufolge erst ausschließen muss, ehe man Brot- oder
Getreidebestandteile für die Beschwerden verantwortlich machen und Maßnah-
men ergreifen kann. Das erfordert Geduld und eine gewisse Hartnäckigkeit von
den Betroffenen und ihren behandelnden Ärzten.

Dennoch gibt es mögliche Hinweise. Wenn Sie einige der folgenden Fragen beja-
hen müssen, könnte bei Ihnen eine Unverträglichkeit gegen Brot- oder Getreidebestandteile vorliegen:
- Vertragen Sie trockenes Brot besser als frisches? Weißbrot besser als Vollkornbrot? Roggenbrot besser als Weizenbrot?
- Überfällt Sie nach dem Genuss einer Portion Nudeln regelmäßig große Müdigkeit? Oder machen Sie sich nichts aus Nudeln und greifen lieber zu Reis oder
  Kartoffeln als Beilage, wenn Sie die Wahl haben?
- Fühlen Sie sich nach kohlenhydratreichen Mahlzeiten benommen oder gar
  wie betrunken? Haben Sie oft Bauchschmerzen, Blähungen, schmierige Stühle,
  Durchfall oder Verstopfung? Reagieren Sie auf Essen unter Zeitdruck mit Bauchschmerzen und weichem Stuhlgang?
- Wurden Sie bereits ohne Ergebnis auf Zöliakie, Laktose- und/oder Fruktose-
  intoleranz untersucht?

- Hat man Ihnen die Diagnose »Reizdarmsyndrom« gestellt und Sie mit der Empfehlung entlassen, sich möglichst ballaststoffreich und »gesund« (fettarm und mit viel Obst und Gemüse) zu ernähren?
- Wurden Sie schon zum Psychiater geschickt, weil man keine Ursache für Ihre Verdauungsbeschwerden finden konnte?
- Haben Sie Muskelschmerzen oder beobachten Sie an sich Muskelschwäche, die nach Mahlzeiten stärker ausgeprägt sind, ohne dass eine Ursache dafür gefunden werden konnte?

Ich möchte Ihnen in diesem Buch diejenigen Brot- und Getreidebestandteile vorstellen, von denen bekannt ist, dass sie bei manchen Menschen Beschwerden verursachen, und Ihnen zeigen, wie Sie – zusammen mit Ihrem Arzt – Ihrem persönlichen »Übeltäter« auf die Spur kommen können. Das meiste berichte ich aus eigener Praxis und Erfahrung; anerkannte Diagnose- und Behandlungsverfahren oder wissenschaftliche Veröffentlichungen sind auf diesem Feld immer noch Mangelware. Leider ist das Thema sehr komplex, aber ich habe mich bemüht, es so einfach und nachvollziehbar wie möglich für Sie aufzubereiten.

Vielleicht zum Trost: Wenn erst einmal klar ist, wer der »Bösewicht« ist, der immer in Ihrem Verdauungssystem rumort, sind die Maßnahmen zum »Befrieden« in der Regel relativ einfach zu bewerkstelligen. Es lohnt sich also, etwas Zeit und Energie in die Detektivarbeit zu investieren.

Maximilian Ledochowski, Innsbruck

Januar 2011

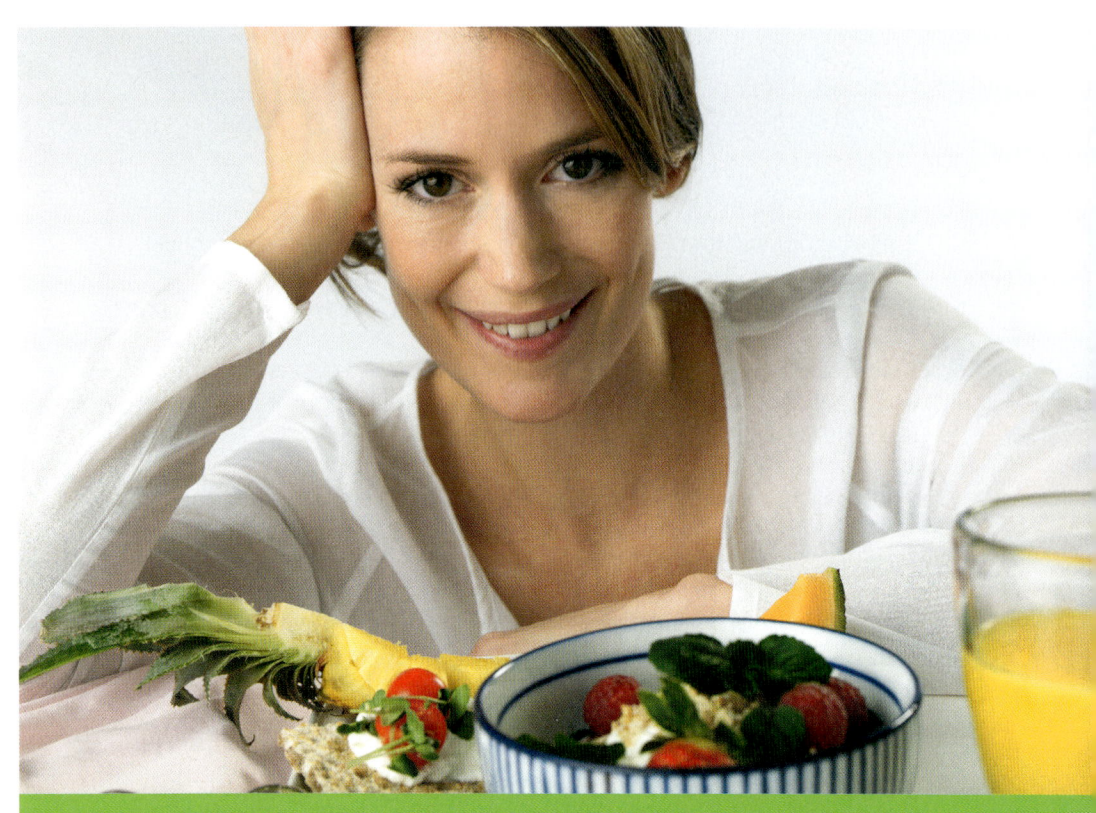

Was, du isst kein Brot?

Die meisten Menschen (und auch viele Ärzte) können sich nur schwer vorstellen, dass Brot oder Nudeln Verdauungsprobleme verursachen. Dabei sind diese Fälle gar nicht so selten.

Typische Fallgeschichten

Lesen Sie zunächst drei typische Lebens- und Krankheitsgeschichten, die alle etwas mit Brot- und Getreideunverträglichkeit zu tun haben. Verdauungsbeschwerden spielen naturgemäß die Hauptrolle, doch es können auch ganz andere Symptome hinzutreten, und auch die Krankheitsverursacher sind unterschiedlich.

Eines Tages erscheint in meiner Praxis ein junges Paar, Nicole und Markus. Die beiden haben sich in der Ausbildung kennengelernt und sind vor einigen Monaten zusammengezogen. Bei Markus wurde Zöliakie festgestellt, als er zwei Jahre alt war. Er hat gelernt, mit seiner Erkrankung zu leben, das heißt, die Nahrungsbestandteile zu vermeiden, die das für ihn unverträgliche Gluten enthalten, und ist mittlerweile Fachmann in eigener Sache. Nicole hat seit fünf Jahren zunehmend Probleme mit der Verdauung, doch seitdem sie mit Markus zusammenlebt und aus rein praktischen Gründen mehr oder weniger dasselbe isst wie er, geht es ihr viel besser. Deshalb hat Markus sie überredet, sich von einem Facharzt untersuchen zu lassen.

Markus

»Klassische Zöliakie« von Kindheit an

Von seiner Mutter weiß Markus, dass er als Baby keinerlei Probleme hatte, solange er gestillt wurde. Erst als sie anfing, ihm Breie und andere Beikost zu füttern, wurde er immer quengeliger. Seine Mutter vermutete Blähungen und Bauchschmerzen als Ursache, weil er ständig einen aufgeblähten Bauch hatte. Nachdem Markus aber auch nicht zunehmen wollte, ging sie mit ihm zum Arzt. Der nahm eine Stuhl- und eine Blutprobe, die aber nichts Auffälliges ergaben. Mit dem Rat, dem Kind viel Fencheltee zu geben und warme Wickel zu machen, wurde Markus Mutter nach Hause geschickt.
Sicherheitshalber hatte ihr der Arzt aber eine Wachstumstabelle mitgegeben, in der sie Gewicht und Größe des Kindes eintragen sollte. Weil Markus weiterhin kaum Gewicht zulegte und nur wenig wuchs, suchte seine Mutter einige Monate später erneut den Arzt auf. Dieser stellte jetzt eine leichte Blutarmut und Eisenmangel fest und veranlasste deshalb einen Antikörpertest, der Hinweise auf das Vorliegen einer Zöliakie lieferte. Eine Darmspiegelung, bei der eine Gewebsprobe

entnommen wurde, bestätigte schließlich den Verdacht. Die Darmzotten waren zurückgebildet, damit konnte die Diagnose Zöliakie gestellt werden.

Markus muss seither eine glutenfreie Diät einhalten, was ihm und seiner Familie auch gut gelang. Unter dieser Diät normalisierten sich seine Wachstumswerte und auch die Bauchschmerzen und Blähungen gingen zurück, sodass Markus schon bald wieder als normal gesundes Kind gelten konnte.

Nach diesem Bericht ist klar: Ja, Markus hat eine klassische Zöliakie, die im Kindesalter entsteht und auch da schon diagnostiziert wird. Heute weiß er über Produkte und Bezugsquellen für seine besonderen Ernährungsbedürfnisse bestens Bescheid und hat im Alltag keine unüberwindlichen Probleme damit. (Weitergehende Informationen zur Zöliakie finden Sie ab S. 57).

Nicole

»Ähnliche Beschwerden, aber keine Zöliakie

Nicole hatte schon seit Jahren immer wieder Verdauungsbeschwerden. Eigentlich seit der Pubertät, deshalb vermuteten die Ärzte zunächst psychische Ursachen. Seit Nicole die Pille nimmt, geht es ihr etwas besser, aber nicht wirklich gut. Und immer wenn sie Stress hat, verschlimmern sich ihre Beschwerden. Bei einem Spezialisten für Gastroenterologie hat sie eine Magen- und Dickdarmspiegelung durchführen lassen, doch die Untersuchungen lieferten kein Ergebnis.

Der Arzt stellte die Diagnose »Reizdarm« und erklärte ihr, sie müsse sich mit den Beschwerden abfinden und lernen, damit zu leben. Sie solle sich einen ruhigen Lebensstil angewöhnen und sich viel bewegen, dann würde es ihr schon besser gehen. Obwohl Nicole seinen Rat befolgte, bemerkte sie kaum eine Veränderung ihrer Beschwerden.

Auf Empfehlung einer Freundin wandte sie sich dann an einen Heilpraktiker. Dieser führte verschiedene kinesiologische Tests durch und stellte eine Weizenallergie, eine Fruchtzuckerunverträglichkeit und eine Laktoseintoleranz bei ihr fest.

Der Gastroenterologe stellte die Diagnose »Reizdarm«.

Sein Rat: Nicole solle Brot, Obst und alle Milchprodukte weglassen. Unter dieser Diät ging es Nicole tatsächlich ein bisschen besser, sie hatte jedoch Angst, dass sie nicht genügend Vitamine zu sich nehmen könnte. Außerdem fühlte sie sich durch diese Ernährungsweise in ihrer Lebensqualität sehr stark eingeschränkt, weshalb sie sich immer wieder über die Diätvorschriften hinwegsetzte. Schließlich gab sie die Diät ganz auf – auch weil es ihr damit nicht entscheidend besser ging als vorher.

Nicole hatte immer mehr Schwierigkeiten, ihren beruflichen Pflichten nachzukommen und wurde zunehmend reizbarer. Vor der Regel waren ihre Beschwerden am schlimmsten, ihr Gynäkologe stellte die Diagnose »prämenstruelles dysphorisches Syndrom« und verschrieb ein Antidepressivum. Dies brachte anfänglich wieder eine Besserung, vor allem die Müdigkeit und der Leistungsabfall waren nicht mehr so ausgeprägt, aber bald gesellten sich Muskelschmerzen und Schwäche in den Beinen dazu. Danach suchte Nicole noch weitere (Alternativ-)Mediziner und Heilpraktiker auf, aber keine der zahlreichen Therapien konnte ihr dauerhaft helfen. Erst seit sie mit Markus zusammenlebt und wie er glutenfrei isst, geht es ihr deutlich besser. Sie fühlt sich nicht mehr so gereizt, die ständigen Bauchschmerzen sind wie weggeblasen, und auch die Müdigkeit nach dem Essen ist nicht mehr so ausgeprägt. Vor allem aber haben die Muskelschmerzen nachgelassen. Markus drängte sie deshalb, noch einmal zum Arzt zu gehen und sich gezielt auf Zöliakie untersuchen zu lassen.

Der Zöliakiespezialist hörte sich Nicoles Geschichte an und bestätigte, dass sie verdächtig nach Zöliakie klingt. Er bat sie, sich in den nächsten vier Wochen wieder glutenhaltig zu ernähren, da die verschiedenen Untersuchungen nur dann aussagefähige Ergebnisse bringen können, wenn der Körper tatsächlich unter Glutenbelastung steht. Als Nicole einen Monat später in die Praxis kommt, hat sie wieder Bauchschmerzen und Stuhlunregelmäßigkeiten. Der Arzt führt eine Gastroskopie durch und entnimmt Gewebsproben aus dem Dünndarm und später auch noch Blut für die Bestimmung von zöliakiespezifischen Antikörpern. Nach einer Woche erhält Nicole das Ergebnis, die Befunde seien negativ und eine Zöliakie damit so gut wie ausgeschlossen, sie könne ruhig wieder glutenhaltige Produkte essen.

Nicole ist frustriert, weil sie immer noch keine richtige Diagnose hat und mittlerweile genau weiß, dass ihre Beschwerden wiederkommen, wenn sie sich »normal« ernährt. Über eine befreundete Ernährungsberaterin, die Markus noch aus seinen Zöliakie-Selbsthilfegruppen-Zeiten kennt, werden die beiden schließlich an mich verwiesen. █

> Der Gynäkologe stellte die Diagnose »prämenstruelles dysphorisches Syndrom« und verschrieb ein Antidepressivum.

> Der Zöliakiespezialist hörte sich Nicoles Geschichte an und bestätigte, dass sie verdächtig nach Zöliakie klingt.

Andere Unverträglichkeiten abklären

Nachdem ich ihre Geschichte gehört habe, kann ich sagen: Nicoles Beschwerden erfüllen alle Kriterien des Reizdarmsyndroms, diese Diagnose wurde also zu Recht gestellt. Auch die Ausschlussdiagnose – es ist keine Zöliakie – wurde zu Recht gestellt. Was könnte es aber dann sein? Infrage kommen nun verschiedene Nahrungsmittelintoleranzen, zum Beispiel Milchzucker- und Fruchtzuckerunverträglichkeit, oder andere Kohlenhydratresorptionsstörungen, die zu den gleichen

Beschwerden führen wie das Reizdarmsyndrom. Deshalb ist es sinnvoll, als Erstes sogenannte H_2-Atemtests durchzuführen, mit denen man Laktose- oder Fruktoseunverträglichkeit nachweisen kann (siehe S. 25).

Sollte einer der Tests positiv ausfallen, muss Nicole für etwa vier Wochen eine entsprechende Diät einhalten. Wenn ihre Reizdarmbeschwerden dann ganz verschwunden sind, sind keine weiteren diagnostischen Maßnahmen notwendig. Geht es Nicole danach nicht oder nicht wesentlich besser, werden wir sie als Nächstes auf eine Nahrungsmittelallergie (siehe S. 26) und auf Histaminintoleranz untersuchen. Bei positivem Testergebnis muss Nicole wiederum für etwa vier Wochen eine entsprechende Diät einhalten. Kommt es während dieser Zeit nicht zu einer eindeutigen Besserung, wäre ein Glutenentlastungstest die nächste sinnvolle Maßnahme (siehe S. 30).

Glutensensitives Reizdarmsyndrom. Wenn der Glutenentlastungstest Nicoles Alltagserfahrung bestätigt, dass es ihr mit glutenarmer Ernährung besser geht, lautet meine Diagnose »glutensensitives Reizdarmsyndrom«. Sie sollte dann langfristig bei einer glutenarmen Diät bleiben. Anders als Markus braucht sie aber nicht absolut glutenfrei zu leben, es genügt, wenn sie den Verzehr glutenhaltiger Nahrungsmittel stark einschränkt (siehe S. 67).

Bitte beachten Sie, dass das »glutensensitive Reizdarmsyndrom« keine offizielle Diagnose ist und deshalb in keinem Diagnoseschlüssel erscheint. Das führt auch unter Ärzten oft zu Verwirrung. Um Missverständnissen vorzubeugen, fügt man sinnvollerweise den Nachsatz »ohne Zöliakie« an. Man kann es auch so formulieren: Beim »glutensensitiven Reizdarmsyndrom ohne Zöliakie« handelt es sich um ein Reizdarmsyndrom, bei dem eine deutliche Besserung der Beschwerden eintritt, wenn weniger Gluten aufgenommen wird.

WISSEN

Worauf Sie bei Atemtests achten müssen

Sogenannte »kinesiologische Tests« sind für die Diagnose von Nahrungsmittelintoleranzen nicht aussagekräftig und sollten nicht gemacht werden. Atemtests, bei denen die Atemgasproben mit der Post zu einem Labor geschickt werden, sind ebenfalls nicht zu empfehlen, da bei diesem Vorgehen einerseits die Fehlerquellen relativ groß sind, andererseits kein »Leerwert« vor Beginn des Atemtests gemessen werden kann. Dieser ist aber ganz besonders wichtig, da ein erhöhter Leerwert die Interpretation des gesamten Tests unmöglich machen kann. Suchen Sie sich gegebenenfalls einen Arzt oder ein Medizinisches Versorgungszentrum (Poliklinik, Ambulatorium), der bzw. das die H_2-Atemtests selbst durchführt.

Lisa

》Sie ist krank, obwohl sie sehr auf gesunde Ernährung achtet

Die nächste Patientin an diesem Vormittag ist Lisa. Auch sie klagt über Beschwerden im Verdauungsbereich. Sie macht eine Ausbildung zur Diätologin, weil sie sich schon immer für gesunde Ernährung und gesunde Lebensweise interessiert hat. Sie ist jetzt in ihrem zweiten Ausbildungsjahr und hat gelernt, dass man viele Kohlenhydrate und viele Ballaststoffe zu sich nehmen soll. Deshalb isst Lisa jeden Tag Müsli zum Frühstück. Als Zwischenmahlzeit bereitet sie sich eine »gesunde Jause« aus Vollkornbrot zu. Manchmal darf es auch ein Müsliriegel sein. Diese Riegel schmecken ihr besonders gut, und da sie ja »gesund« sind, isst sie sie auch ohne schlechtes Gewissen.

Seit etwa einem Jahr bemerkt Lisa aber nicht nur unverdaute Körner in ihrem Stuhl, sondern sie hat auch immer häufiger Bauchschmerzen. Der Stuhl ist oft hell und weich und hinterlässt Spuren in der Toilette. Einmal hatte sie so starken Durchfall, dass sie für zwei Tage eine Tee-und-Zwieback-Pause einlegte. Danach war der Stuhl wieder geformt und auch die Bauchschmerzen waren besser. (Das ist ihr aber erst später wieder eingefallen.) Weil sie sich doch gesund ernähren will, kehrte sie zunächst wieder zu »Vollwertkost« mit Vollkorn und vielen Ballaststoffen zurück.

Lisa isst »Vollwertkost« mit Vollkorn und vielen Ballaststoffen.

Danach wurde der Stuhl wieder weich, und sie bekam teilweise krampfartige Bauchschmerzen. Außerdem traten jetzt Beinkrämpfe auf, und einmal hatte sie eine Panikattacke , wegen der sie in die Notfallambulanz eingeliefert wurde. Dort verschrieb man Lisa ein Beruhigungsmittel und riet ihr, einen Psychiater aufzusuchen. Als sie zu ihrem Hausarzt ging, um sich eine Überweisung zu holen, nahm ihr dieser wegen der Krämpfe Blut ab. Es stellte sich heraus, dass ihre Magnesium- und Kalziumspiegel grenzwertig niedrig waren. Der Hausarzt empfahl Lisa, Kalzium- und Magnesiumtabletten einzunehmen.

Ihre Magnesium- und Kalziumspiegel sind grenzwertig niedrig.

Der Psychiater verschrieb ihr ein angstlösendes Antidepressivum. Unter dieser Therapie fühlte sie sich zwar besser, die Bauchschmerzen wurden aber immer unerträglicher und die Stühle immer schmieriger. Deshalb ging Lisa schließlich zu einem Gastroenterologen, der eine Magen- und eine Darmspiegelung durchführte und zahlreiche Gewebeproben entnahm. Aber alle Untersuchungen waren »ohne Befund«, das heißt, es gab keine Auffälligkeiten, die ihre Probleme erklären konnten. Endlich hörte sie im Zuge ihrer Ausbildung einen Vortrag über Phytinsäureunverträglichkeit. Phytinsäure kommt vor allem im Vollkorn in großen Mengen vor (im Ballaststoffanteil) und kann Mineralstoffe in der Nahrung binden, sodass sie nicht vom Körper aufgenommen werden können. So kann ein Mangel an

Magnesium, Kalzium, Zink, Kupfer, Mangan und anderen Mineralstoffen entstehen. Nach diesem Vortrag verzichtete Lisa probeweise einige Tage auf alle Müslis, Müsliriegel und Vollkornbrote und aß stattdessen nur »ungesundes Weißbrot«. Daraufhin ging es ihr schlagartig besser, und sie erinnerte sich, dass dies schon einmal der Fall gewesen war, als sie wegen der Durchfallerkrankung nur Tee und Zwieback zu sich genommen hatte. Weil sie aber doch ein bisschen unsicher ist, ob ihre »Selbstdiagnose« richtig ist, und weil sie Ernährungsfehler vermeiden möchte, ist sie zur Beratung in die Sprechstunde gekommen. ▬

> Als sie nur »ungesundes Weißbrot« aß, ging es ihr schlagartig besser.

In Lisas Fall gibt es nicht viel weiter zu tun: Ich ermuntere sie, ihren Selbstversuch eine Zeit lang konsequent fortzusetzen, also auf alle Vollkornprodukte und aus Getreide stammenden Ballaststoffe zu verzichten. Wenn ihre Beschwerden damit verschwunden sind, braucht sie nichts weiter zu tun, als gegen die allgemeine Ernährungsempfehlung Vollkorn zu meiden und nur Produkte aus geschältem Getreide (Weißmehl, weißer Reis) zu essen. Nach einigen Monaten, wenn sich ihr Zustand wieder stabilisiert hat und keine Verdauungsbeschwerden mehr aufgetreten sind, kann Lisa ohne weiteres manchmal Müsli oder Vollkornbrot essen – aber eben nur hin und wieder und nicht jeden Tag!

Diese drei Krankengeschichten stehen beispielhaft für eine ganze Reihe von Krankheitsbildern, die von Brot- und Getreidebestandteilen verursacht werden können. In den nächsten Kapiteln werden Sie erfahren, wie diese Bestandteile Beschwerden hervorrufen und warum dies in letzter Zeit immer häufiger vorkommt.

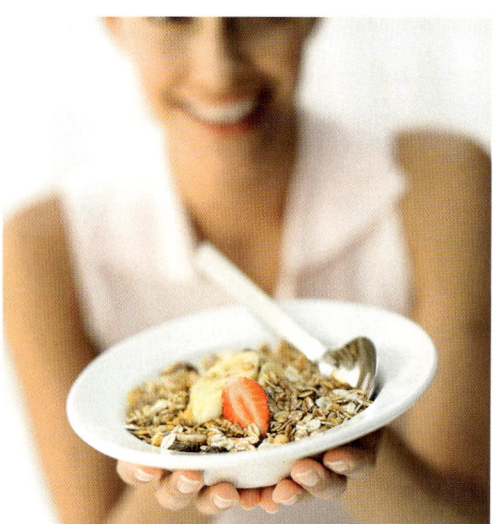

◀ »Gesundes Müsli« ist nur dann tatsächlich gesund, wenn man es in individuell verträglichen Mengen verzehrt. Und diese können bei verschiedenen Personen ganz unterschiedlich ausfallen.

Warum sind Brot und Getreide »auf einmal« unverträglich?

Aus dem Jäger und Sammler, der aß, was er aus der Natur entnehmen konnte, wurde erst ein Ackerbauer und Viehzüchter, der sich selbst mit allem versorgte, was er brauchte, und dann ein Konsument, der auf das angewiesen ist, was Supermärkte und Gaststätten ihm offerieren. Wissen wir noch, was wir essen?

Schauen wir einmal 2000 Jahre zurück: Damals war Brot ein Nahrungsmittel, das einem Fladen glich und sich durch einen eher neutralen Geschmack auszeichnete. Ein Produkt, das sich heute vermutlich nicht sehr gut verkaufen ließe. Die Bäcker im deutschsprachigen Raum sind stolz darauf, ihren Kunden ein Sortiment

▼ Unser heutiges Brot hat mit dem »Urlebensmittel« vor 2000 Jahren nur noch wenig gemein.

von etwa 300 Brotsorten anbieten zu können – hergestellt aus unterschiedlichen Getreidearten, in unterschiedlichen Mischungsverhältnissen und Ausmahlgraden, mit unterschiedlichen weiteren Zutaten und Produktionsverfahren. Das heißt, aus dem ursprünglichen Brotfladen hat sich im Laufe der Zeit ein ganz anderes Lebensmittel entwickelt, bei dem allein der Name gleich geblieben ist. Aus ernährungsphysiologischer Sicht handelt es sich nicht um ein einziges Nahrungsmittel, sondern

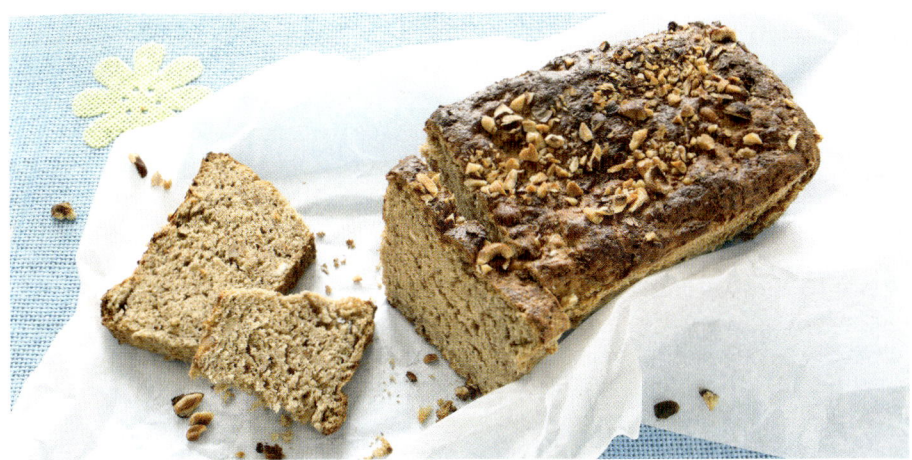

um eine ganze Palette vollkommen neuer Produkte, die nurmehr die Bäckerei als Herstellungsort gemeinsam haben. Das menschliche Verdauungssystem hingegen ist schrecklich konservativ, denn die Mühlen der Evolution mahlen ziemlich lang-sam. Wenn wir also über mögliche Unverträglichkeitsreaktionen auf Getreide, Brot und Backwaren sprechen, sollten wir auch die Veränderungen berücksichtigen, die in der Brotherstellung und in der Getreidezüchtung stattgefunden haben.

Warum Vollkorn häufig unverträglich ist

Das Thema »Vollkorn« ist ein schönes Beispiel dafür, wie man aus richtigen Erkenntnissen falsche Schlüsse ziehen kann. Beim Mahlen von Getreide wurden seit alters Mehl und Kleie getrennt. Das Mehl wurde zu Brot verbacken, die Kleie bekam das Vieh (oder diente den armen Leuten zum Strecken des teuren feinen Mehls). Im 20. Jahrhundert stellten Wissenschaftler fest, dass in der Kleie, den abgetrennten äußersten Schichten des Korns, die meisten Vitamine und Spurenelemente zu finden sind. Für die unverdaulichen Ballaststoffe wurde zudem ein gesundheitlicher Nutzen als »Verdauungsförderer« (= Abführmittel) ausgemacht.

Die traditionellen Produktions- und Ernährungsweisen für Brot schienen damit ein Beweis für die Unwissenheit vergangener Zeiten zu sein. Aufgrund der wissenschaftlichen Erkenntnisse wurde deshalb allgemein empfohlen, das Korn in ungeschälter Form, also als »Vollkorn« zu verspeisen, damit die Menschen mehr wertvolle Mineralstoffe, Vitamine und Ballaststoffe zu sich nehmen. Als Folge davon wird noch heute so manches Kind gezwungen, ungeschältes Getreide in Form von Müsli oder Vollkornbrot zu essen, auch wenn es sich innerlich gegen die »Körneresserei« sträubt.

Inzwischen weiß man aber, dass sich Pflanzen gegen Fraßfeinde schützen, indem sie Stoffe bilden, die sie »unbekömmlich machen«. Für die Pflanze ist es dabei unerheblich, ob der Fraßfeind zwei oder vier Beine hat. Beim Getreide befinden sich diese (Gift-)Stoffe vor allem in den Randschichten des Korns. Aber nicht nur das: Der Ballaststoffanteil enthält hohe Konzentrationen Phytinsäure, und die hat die unangenehme Eigenschaft, Spurenelemente zu binden, was dazu führt, dass die meisten der im Vollkorn enthaltenen gesunden Spurenelemente gar nicht vom Körper aufgenommen werden können, weil sie an Ballaststoffe gebunden »abgeführt« worden sind.

Unsere Vorfahren haben das Korn geschält, bevor sie es zu Brot verarbeiteten, obwohl das für sie viel mühsamer war als in heutigen Zeiten. Offenbar ist ihnen aufgefallen, dass das Getreidekorn dadurch besser verträglich wurde. Die seit Jahrhunderten geübte Praxis, das Korn zu schälen und nicht das volle Korn zu essen, hat also einen Sinn gehabt, auch wenn manche Ernährungswissenschaftler noch immer versuchen, uns vom Gegenteil zu überzeugen.

Ein guter Teig braucht Zeit, die keiner hat

Ein zweiter Grund für die schlechter werdende Verträglichkeit von Brot liegt darin, dass heutzutage alles immer schneller gehen muss. Ein Bäcker kann es sich gar nicht mehr leisten, Brote herzustellen, die eine Teigführung über mehrere Stunden oder gar Tage erfordern. Früher bereitete er einen Sauerteig, ließ den Brotteig stundenlang gehen und knetete ihn immer wieder durch; dadurch hatten die Mikroorganismen im Sauerteig ausreichend Gelegenheit, die schwerverdaulichen bzw. unverträglichen Stoffe im Roggenmehl abzubauen.

Dadurch wurde das Brot sozusagen von seinen natürlichen Schadstoffen »entgiftet« und somit verträglicher. Durch Zusatz von »natürlichen Substanzen«, insbesondere von Backtriebmitteln, wird heute der Teigführungsprozess stark verkürzt, um wertvolle Zeit und Kosten einzusparen. Doch der anstelle des »lebendigen Sauerteigs« verwendete rein chemische »Kunstsauer« vermag die Phytinsäure nicht abzubauen. Das heißt, aus dem modernen Backofen kommen zwar Brote heraus, die in etwa so schmecken wie die klassisch fabrizierten, aber sie enthalten oft noch die schädigenden Substanzen aus den Randschichten des Korns. Für so manchen Brotliebhaber hat das Bauchschmerzen

und andere Unannehmlichkeiten zur Folge. Dabei können die meisten Bäcker gar nichts dafür, weil sie in der Regel Backmischungen von Großkonzernen kaufen und darum gar nicht bis ins letzte Detail wissen, was in ihren Broten enthalten ist! Eine Liste von natürlichen Inhaltsstoffen und Zusatzstoffen, die in den diversen Brotsorten vorkommen können (und laut Gesetz dürfen!), ist auf S. 85 zusammengestellt.

WISSEN

Warum wird Roggenbrot mit Sauerteig hergestellt?

»Wegen der unterschiedlichen Kornstruktur – die Schale des Roggenkorns ist zäher als die des Weizenkorns – bereitet die völlige Trennung der Kleieanteile vom Mehlkern beim Roggen größere Schwierigkeiten als beim Weizen. Daher gelangen beim Roggen mehr Randpartien in das Mehl.« So steht es im *Brockhaus Ernährung* zum Stichwort Mehl. Das erklärt, weshalb beim Weizen das Ausmahlen genügt, um die schädlichen Stoffe aus den Randschichten des Korns weitestgehend zu beseitigen, und warum man beim Roggen zusätzlich den Sauerteig braucht.

Getreidezüchtung: Ertrag statt Verträglichkeit

Ein dritter Grund, warum Brot und Getreideprodukte heute nicht mehr so gut vertragen werden, liegt in der Züchtung neuer Getreidesorten. Da die Bäcker bzw. die Konzerne, die die Backmehlmischungen herstellen, mehr zu zahlen bereit sind, wenn das Korn einen höheren Eiweißanteil aufweist, wurden in den letzten Jahrzehnten immer leistungsfähigere Getreidesorten gezüchtet. Der Eiweißanteil ist für den Brothersteller deswegen so wichtig, weil dadurch das Brot »luftig« wird und besser schmeckt. Wenn wir uns ein Brot aus dem heutigen Bäckerladen ansehen, findet man darin zahlreiche kleine Luftlöcher oder Bläschen, die in ihrer Summe das angenehme Kaugefühl vermitteln.

Jedes dieser Bläschen ist von einer dünnen Eiweißhülle ausgekleidet und wird so in »Form gehalten«. Die Fähigkeit, den Teig aufgehen und in der Folge beim Backen solche Bläschen entstehen zu lassen, bezeichnet der Lebensmittelhersteller als Backtriebfähigkeit. Je höher der Eiweißgehalt, umso höher ist die Backtriebfähigkeit und damit auch der Preis für das Mehl.

Auf den großen Weizen-Handelsmärkten wird der Eiweißgehalt aus der Menge

▼ Die Bemühungen in der Getreidezucht gehen dahin, den Glutengehalt zu erhöhen! Für die Betroffenen ist das natürlich kontraproduktiv.

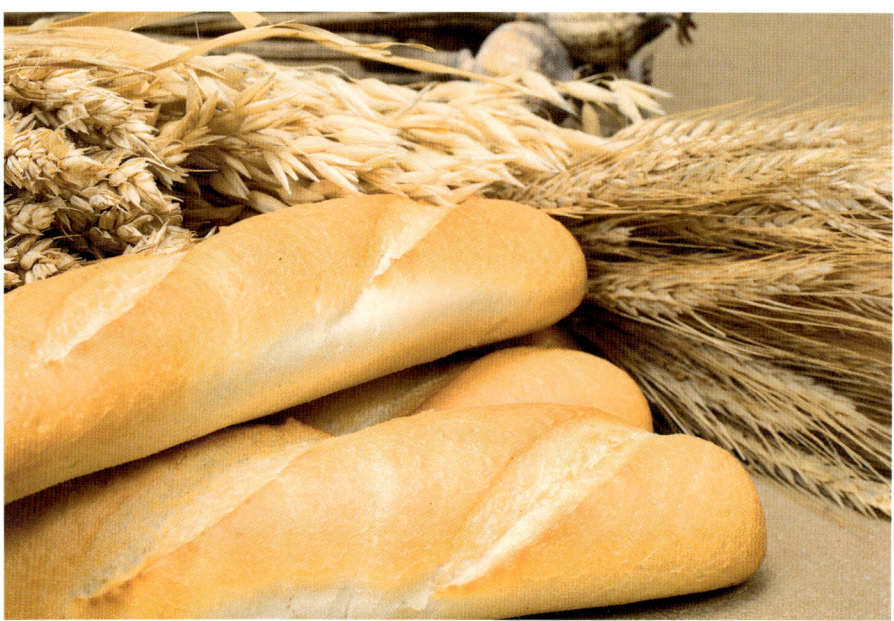

des Leiteiweißes (dem Gluten) abgeleitet. Lebensmitteltechniker, Gentechniker und Weizenzüchter haben deshalb in den letzten Jahren alle Anstrengungen unternommen, den Glutengehalt des Weizens zu erhöhen. Es wurde sogar schon laut darüber nachgedacht, in Reispflanzen ein Gen einzufügen, welches die Produktion von Gluten codiert. Damit wäre die Backtriebfähigkeit des bislang glutenfreien Reises ähnlich gut wie die von Weizen. Reis könnte man in der Dritten Welt mit niedrigen Arbeitslöhnen billigst produzieren – verlockende Aussichten für die Hersteller von Backmehlmischungen. Als Argument für solche angeblichen Verbesserungen in der Herstellung von Grundlebensmitteln wird oft angeführt, dass mit dem höheren Eiweißgehalt im Reis bzw.

Getreide »Eiweißmangelkrankheiten« in der Dritten Welt bekämpft werden könnten. Ob hier wirklich soziale Gründe oder nicht doch wirtschaftliche Interessen die entscheidende Rolle spielen, sei dahingestellt. Jedenfalls birgt diese Entwicklung die Gefahr in sich, dass mit Gluten in Zusammenhang stehende Krankheiten stark zunehmen. Bei der echten Zöliakie kam es in den letzten 30 Jahren, nicht zuletzt dadurch, zu einer Verzehnfachung der Erkrankungshäufigkeit. In Südamerika (Hauptkohlenhydratquelle: Kartoffeln und Mais), Afrika (Hauptkohlenhydratquelle: Hirse) und Asien (Hauptkohlenhydratquelle: Reis) sind viele Zivilisationskrankheiten übrigens (noch) nicht zu finden – sie beschränken sich auf den »Weizengürtel« (Nordamerika und Europa).

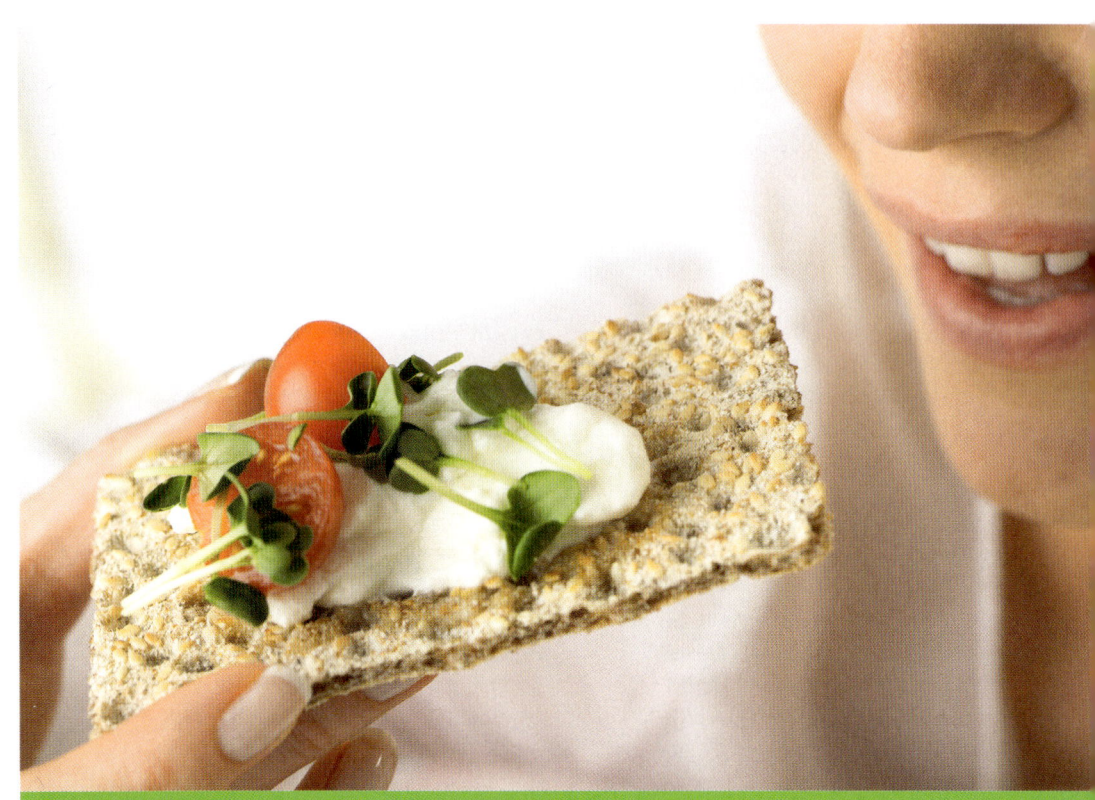

Der Unverträglichkeit auf der Spur

Nur für wenige Brot- und Getreideunverträglichkeiten existieren anerkannte Diagnoseverfahren. Hier erfahren Sie, wie Sie möglichen Übeltätern auf die Spur kommen.

Brot- und Getreideunverträglichkeit erkennen

Die Beschwerden, die bei Unverträglichkeitsreaktionen von Getreide auftreten, sind wesentlich schlechter untersucht als beispielsweise Laktose-, Fruktose- oder Histaminintoleranz und daher auch bei Medizinern sehr umstritten.

Betroffene müssen daher häufig eine gewisse Hartnäckigkeit an den Tag legen, um ihre Ärzte zur Fortsetzung der Ursachensuche zu bewegen. Als einzige Alternative (oder gegebenenfalls als Ergänzung) stehen die ab S. 28 beschriebenen Auslasstests (Selbsttests) zur Verfügung.

Welche Symptome können auftreten?

Meinen eigenen Erfahrungen zufolge treten nicht nur Verdauungsbeschwerden wie Reizdarmsyndrom, Bauchschmerzen, Durchfall oder Verstopfung auf, sondern auch Beschwerden, die normalerweise nicht mit der Nahrung in Zusammenhang gebracht werden, z. B. Migräne, schwer einstellbarer hoher Blutdruck, Asthma bronchiale, Müdigkeit und Konzentrationsstörungen nach dem Essen, Muskelschmerzen, Depressionen, Gereiztheit und Infektanfälligkeit.

Häufige Beschwerden

- **Reizdarm:** (krampfartige) Bauchschmerzen, Durchfall und/oder Verstopfung, Schmerzen beim Stuhlgang, Gefühl der unvollständigen Stuhlentleerung, schmierige Stühle, zeitweise heller Stuhl.
- **Depression, Gereiztheit:** kurzfristige Verbesserung durch Essen und anschließend Verschlechterung, oft ausgeprägter Süßhunger und »Gier« nach Brot und/ oder Mehlspeisen.
- **Symptome einer Histaminintoleranz:** Kopfschmerzen, plötzlicher Durchfall und Bauchkrämpfe, niedriger Blutdruck, Herzrasen, generalisierter Juckreiz, Quincke-Ödem (plötzliches Anschwellen von Lidern, Lippen und Gesicht, Atemnot), allergische Symptome wie »verstopfte« Nase, gerötete Augen, Asthma bronchiale, chronische Schleimhautschwellung in den Nasennebenhöhlen, Unruhe und Schlafstörungen.

21

■ **Infektanfälligkeit:** Treten mehr als zwei Infekte pro Jahr auf, sollte man auch an eine Unverträglichkeit von Brotbestandteilen denken.

■ **Atemnot:** Verschlechterung asthmatischer Beschwerden (Atemnot und Hustenreiz) nicht nur bei körperlicher Belastung, sondern auch nach dem Essen.

■ **Bluthochdruck:** schwer einstellbarer Bluthochdruck, vor allem diastolische Hypertonie.

■ **Auswirkungen auf das Gehirn:** zunehmende Vergesslichkeit, Konzentrationsstörungen, Wortfindungsstörungen, Pseudodemenz mit deutlicher Verbesserung während Fastenperioden.

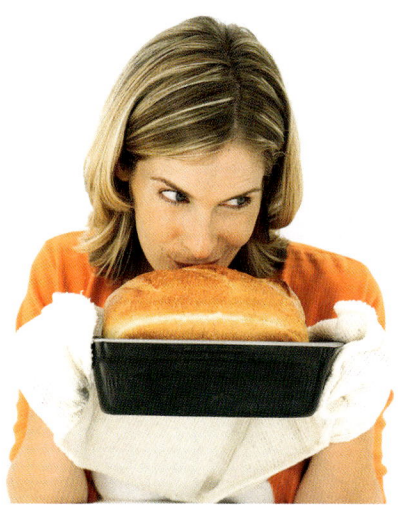

▲ Möglicherweise bringt ein Auslassversuch, bei dem sie eine Weile komplett auf glutenhaltige Getreidearten verzichten – und beispielsweise nur glutenfrei backen – auf die Spur Ihrer Unverträglichkeit.

■ **Muskuläre Symptome:** Muskelschmerzen, Unfähigkeit, längere Strecken zu gehen, sowie Auftreten von Beinkrämpfen (häufige Fehldiagnose: Restless-Legs-Syndrom = »unruhige Beine«).

■ **Müdigkeit nach dem Essen:** Oft fühlt man sich nach dem Essen nicht nur müde, sondern sogar schwindelig oder »wie betrunken«.

Wenn Sie also unter einem oder mehreren dieser Symptome leiden, ist es der Mühe wert, einmal einen Auslassversuch zu machen und für einige Zeit alle Speisen wegzulassen, die aus verschiedenen (glutenhaltigen) Getreidearten hergestellt wurden. Schon so mancher Patient mit langer Leidensgeschichte hat nach wenigen Wochen eines solchen Auslassversuches erstaunt festgestellt, dass sein Leben ganz anders aussieht.

Wie ein Auslassversuch gemacht wird und was dabei zu beachten ist, erfahren Sie ab S. 28.

Welche Getreidebestandteile sind schuld?

Ein Getreidekorn ist genau genommen ein Samenkorn: Legt man es in die Erde, so geht daraus wieder eine Pflanze hervor. Unter der mehrschichtigen Schale des Korns liegen der Pflanzenembryo (Keimling) und seine Reservestoffe. Von diesem Vorrat zehrt der Embryo bei der Keimung, bis er eine Wurzel und genügend Blattfläche entwickelt hat, um sich aktiv mit Nährstoffen zu versorgen. Die Schale hat die Aufgabe, den Embryo und die Reservestoffe vor Umwelteinflüssen und vor dem Appetit von Mitgeschöpfen zu schützen. Deshalb besteht sie aus an sich schon schwer abbaubaren Substanzen sowie aus Stoffen, die die Verdauung von Fraßfeinden beeinträchtigen und ihnen so den Appetit verderben sollen.

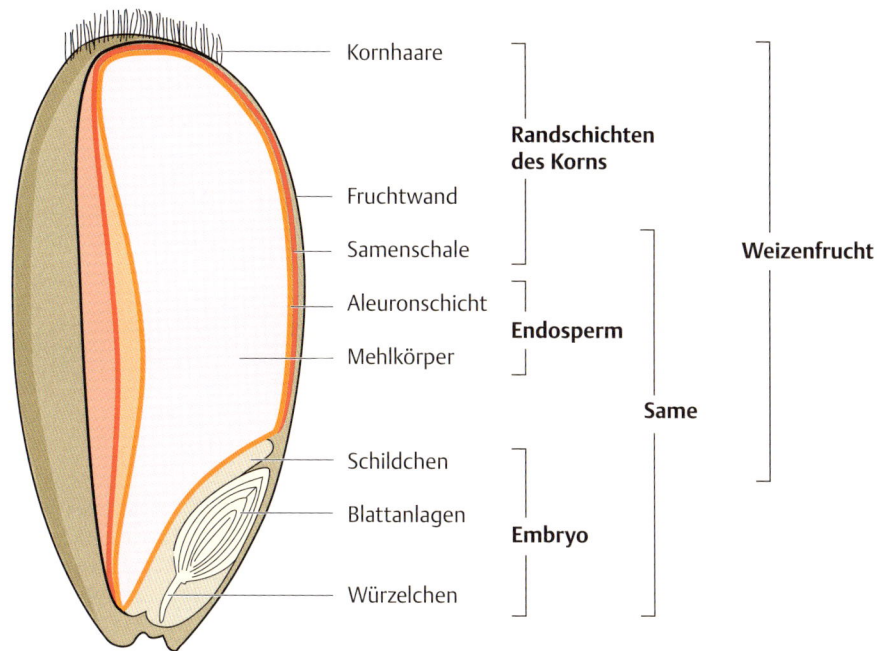

- Kornhaare
- Fruchtwand
- Samenschale
- Aleuronschicht
- Mehlkörper
- Schildchen
- Blattanlagen
- Würzelchen

Randschichten des Korns

Endosperm

Embryo

Weizenfrucht

Same

▲ Schnitt durch ein Weizenkorn: In den Randschichten des Korns sitzt Phytinsäure, im Mehlkörper Gluten – beide Substanzen können unverträglich sein.

Untersuchungen beim Arzt

Selbstverständlich sollten Sie sich mit Ihren Problemen und Beschwerden zu allererst einem Arzt, am besten einem Facharzt für Gastroenterologie oder einem Internisten, vorstellen. Für eine Unverträglichkeit von Brot- oder Getreidebestandteilen kommen nämlich unterschiedlichste Ursachen in Betracht. Möglicherweise liegt auch eine Darmerkrankung vor, die bisher noch nicht erkannt wurde. Eine Magen- und eine Darmspiegelung, mit denen der Arzt die inneren Oberflächen dieser Organe betrachtet und auf Veränderungen absucht, schaffen hier relativ rasch Klarheit.

Wichtig: Vor diesen gastroenterologischen Untersuchungen dürfen Sie keinen der später beschrieben Auslassversuche durchführen (vor allem nicht den Glutenentlastungstest), damit würden Sie unter Umständen eindeutige Ergebnisse verhindern und die richtige Diagnose verschleppen!

Welche Substanzen in Brot oder Getreide können Beschwerden hervorrufen?

Brot- und Getreidebestandteil	Substanzen
Getreideinhaltsstoffe in den Randschichten des Korns (Frucht- und Samenschale)	Phytinsäure Ballaststoffe (Nicht-Stärke-Polysaccharide, NSP) Amylase-Inhibitoren
Getreideinhaltsstoffe im Endosperm (Aleuronschicht und Mehlkörper)	Weizenkeimlektin Stärke (Amylose) Eiweiße: – Gluten – stärkeaufspaltende Enzyme (Amylase) – andere Eiweiße (die auch als Allergene wirken können) viele andere Bestandteile, die hier nicht weiter behandelt werden
andere Brotbestandteile als Getreide (die den Mehlmischungen bzw. vom Bäcker zugefügt werden)	Zusatzstoffe (E-Nummern) Enzyme Backtriebmittel modifizierte Stärken

Anamnese:
Fragen nach Art und dem Zeitpunkt des Auftretens von Beschwerden
sowie nach Nahrungsmitteln, bei denen eine Unverträglichkeit vermutet wird

bei Verdacht auf Nahrungs-mittelallergie	bei Verdacht auf Kohlenhydrat-resorptionsstörung
▼	▼
Prick-Test	H_2-Atemtest
▼	▼
Blutabnahme und Blutuntersuchung mittels RAST-Test	Blutabnahme und Blutuntersuchung zur Abklärung von Histamin-intoleranz, Zöliakie, entzündlichen Darmerkrankungen etc.
▼	▼
weitere Abklärung, d.h. weitergehende Untersuchung in einer spezialisierten allergologischen Ambulanz	evtl. komplette gastroenterologische Abklärung, d.h. eine umfassende Untersuchung des Verdauungstraktes inklusive Magen- und Darmspiegelung

▲ Mögliche Vorgehensweise zur Diagnose von Nahrungsmittelunverträglichkeiten und -allergien.

Andere Unverträglichkeiten ausschließen

Unbehandelte andere Nahrungsmittelun-verträglichkeiten kommen ebenfalls als Ursachen für Ihre Beschwerden infrage. Intoleranzen gegen Milchzucker (Laktose), Fruchtzucker (Fruktose) und Sorbit (ein fruktoseähnlicher Zuckerersatzstoff) sind ausgesprochen häufig, aber sie lassen sich auch leicht mit sogenannten H_2-Atemtests diagnostizieren. Das Messgerät ähnelt einem Alkomaten, wie ihn die Polizei zur Bestimmung des Alkoholgehaltes in der Atemluft verwendet.

Der Arzt wird Ihnen nacheinander ver-schiedene Nahrungsmittelbestandteile (zum Beispiel Fruchtzucker, Milchzucker, Sorbit, Traubenzucker etc.) verabreichen und anschließend die Wasserstoffgehalte in der Atemluft bestimmen. Der Wasserstoff wird von Bakterien im Dickdarm gebildet, gelangt von dort über die Darmwand in die Blutbahn, dann in die Lungen und wird am Ende abgeatmet. Steigt der Wasserstoffge-halt in der Atemluft nach Verabreichung einer Testmahlzeit, so deutet dies auf eine verminderte Aufnahme der Nährstoffe im Dünndarm und ein vermehrtes Bakterien-wachstum im Dickdarm hin.

Der Atemtest ist einfach durchzuführen, wenig belastend und hat eine hohe Aussa-gekraft. Allerdings können etwa fünf Pro-zent der Untersuchten keinen Wasserstoff

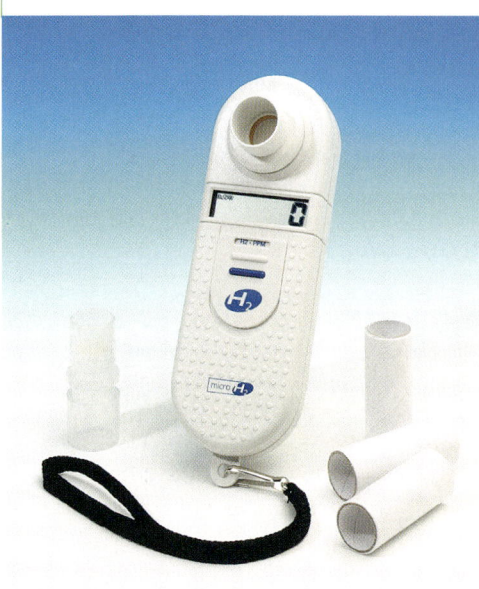

▲ Gerät zur Bestimmung des Wasserstoffgehalts der Atemluft.

bilden (sogenannte Non-H_2-Producer). Bei dieser Personengruppe ist der H_2-Atemtest dann nicht anwendbar. Es gibt aber bereits neue Geräte, bei denen gleichzeitig der Methangehalt in der Atemluft bestimmt wird. Dadurch kann dann die Aussagekraft des Atemtests auf nahezu 100 Prozent erhöht werden.

Könnte es eine Allergie sein?

Bei Verdacht auf eine Nahrungsmittelallergie sind Allergologen (meist spezialisierte Haut-, Lungen- oder HNO-Fachärzte) die richtigen Ansprechpartner. Zu den gängigsten allergologischen Untersuchungen

zählen der Prick- und der RAST-Test. Beim Prick-Test wird die Haut leicht angeritzt und mit einer Lösung beträufelt, die das vermutete Allergen enthält. Bildet sich eine (juckende) Quaddel, ist der Übeltäter ertappt. Beim RAST-Test entnimmt der Arzt eine Blutprobe und lässt sie im Labor auf bestimmte Antikörper hin untersuchen. Werden die gesuchten Antikörper nachgewiesen, gilt die Allergie gegen den Nahrungsbestandteil, der sie hervorgerufen hat, als weitgehend bestätigt.

Bakterielle Fehlbesiedelung des Dünndarms (SIBOS)

Möglicherweise liegt bei Ihnen auch eine Fehlbesiedelung des Dünndarms vor, die ebenfalls zu Beschwerden führen kann. Diese kann ebenfalls sehr leicht mit einem H_2-Atemtest diagnostiziert werden: Sie äußert sich dadurch, dass es bereits innerhalb der ersten 30 min nach Testbeginn zu einem H_2-Anstieg in der Atemluft kommt. Zu diesem Zeitpunkt kann der beim Atemtest verabreichte Zucker noch nicht im Dickdarm angekommen sein, weshalb man dann von einer bakteriellen Fehlbesiedelung des Dünndarms ausgehen kann.

Die Bedeutung einer solchen Fehlbesiedelung liegt vor allem darin, dass manche Bakterien (oder auch andere Mikroorganismen wie Pilze) Hemmstoffe gegen menschliche Verdauungsenzyme bilden. Dadurch verschaffen sich die Mikroorganismen einen Vorteil und können die im Darm vorhandene Nahrung für sich beanspruchen, während der Mensch »leer«

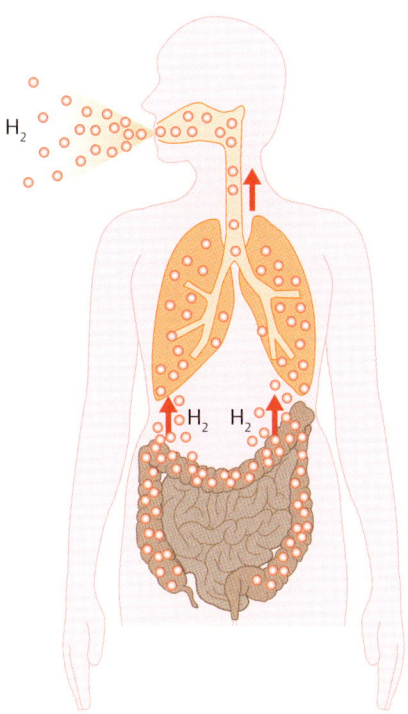

mittelunverträglichkeiten also eine wichtige Rolle spielen. Von vielen Ärzten wird eine Fehlbesiedelung des Dünndarms aber (noch) nicht als Krankheitsbild anerkannt.

Fehlbesiedelung des Dickdarms (Dysbiose)

Verglichen mit dem Dünndarm sind im Dickdarm normalerweise sehr viele Bakterien anzutreffen (etwa 10 Millionen mal 10 Millionen pro Milliliter!). Das muss auch so sein, denn der Dickdarm ist dazu da, diejenigen Nahrungsbestandteile, die im Dünndarm nicht aufgenommen werden konnten (z. B. Ballaststoffe), zu vergären und in Fermentationsprodukte umzuwandeln, die noch verwertet werden können. Eine Fehlbesiedelung des Dickdarms (auch als Dysbiose bezeichnet) ist etwas ganz anderes als ein SIBOS. Hier kommt es in

▲ Von den Darmbakterien gebildeter Wasserstoff (H_2) gelangt aus dem Darm ins Blut, von da in die Lunge und in die Ausatemluft.

ausgeht. Auf diese Weise kann z. B. eine sekundäre Laktoseintoleranz entstehen, wenn sich im Dünndarm Mikroorganismen befinden, die das Enzym Lactase hemmen. Oft bilden Pilze auch Hemmstoffe gegen das Enzym Saccharase. In diesem Fall kann der Körper dann keinen Haushaltszucker mehr aufspalten, und man verträgt nichts Süßes mehr. Ein SIBOS (Small Intestinal Bacterial Overgrowth Syndrom) kann im Zusammenhang mit Nahrungs-

WISSEN

Was bedeutet SIBOS?

Der Dünndarm (englisch Small Intestine) ist auf die Aufspaltung und Resorption von Nahrungsmitteln spezialisiert und enthält nur sehr wenige Mikroorganismen (etwa 1000 pro Milliliter). Steigt die Konzentration der Bakterien im Dünndarm auf über 100 000 pro Milliliter an, spricht man von einer »bakteriellen Überwucherung des Dünndarms« oder kurz von SIBOS (englisch Small Intestinal Bacterial Overgrowth Syndrome).

der Regel nicht zu Resorptionsstörungen mit den Symptomen einer Nahrungsmittelunverträglichkeit, sondern durch Fehlgärungen zu übelriechenden, oft aufschwimmenden Stühlen. Fehlgärungen im Dickdarm sind allerdings meistens die Folge von Störungen im Dünndarm. Leider wird häufig – so auch von vielen Medizinern und der ganzen Probiotika-Industrie – nicht zwischen der Fehlbesiedelung des Dünn- und des Dickdarms unterschieden, was zu vielen Missverständnissen führt.

Wenn alle ärztlichen Untersuchungen kein eindeutiges Ergebnis erbringen, oder wenn Sie das Gefühl haben, mit Ihren Beschwerden nicht ernst genommen zu werden (was gar nicht so selten vorkommt), können Sie versuchen, mit den im Folgenden beschriebenen Auslassversuchen und den Selbstdiagnose-Fragen Ihrem Problem auf die Spur zu kommen. Hier sind Geduld und Disziplin gefragt, aber es lohnt sich!

Selbstdiagnose durch gezielte Auslassversuche

Ein Auslassversuch ist eine gute und relativ ungefährliche Methode, um herauszufinden, ob ein bestimmtes Nahrungsmittel für bestimmte Symptome verantwortlich ist. Dazu streicht man es für eine gewisse Zeit konsequent (das ist sehr wichtig!) vom Speisezettel und vergleicht die Intensität der Beschwerden vor und während der Auslassphase. Eine genaue Anleitung finden Sie unten. Auslassdiäten sind genauso aussagekräftig, aber etwas langwieriger in der Durchführung als sogenannte Provokations- oder Selbstexpositionstests, bei denen ein Lebensmittel, das im Verdacht steht, Unverträglichkeitsreaktionen auszulösen, gezielt zugeführt wird.

Auslassdiäten dienen weniger dem Zweck, eine schulmedizinisch anerkannte Diagnose zu stellen, als vielmehr dazu, sich selbst Gewissheit zu verschaffen, ob man ein bestimmtes Nahrungsmittel oder einen bestimmten Nahrungsbestandteil verträgt

oder nicht. Vor allem für Nahrungsmittelunverträglichkeiten, für die es noch keine anerkannten diagnostischen Methoden gibt, sind Auslassdiäten sehr hilfreich.

Wichtig: Achten Sie darauf, dass die Bedingungen in den beiden Testphasen (mit und ohne die im Verdacht stehenden Stoffe) in etwa vergleichbar sind. Das heißt, es sollte nicht eine Testphase in Stresszeiten und die andere in eine Erholungszeit (zum Beispiel Urlaub) fallen. Beginnen Sie während dieser Zeit auch nicht mit der Einnahme neuer Medikamente; sonst lässt sich nicht mehr beurteilen, ob eine Verbesserung der Symptome auf die Einführung des Medikaments oder auf die Diät zurückzuführen ist.

Bei Frauen ist es auch von Bedeutung, dass Belastungs- und Entlastungsphase in etwa in den gleichen Zyklusabschnitt fallen.

Selbsttest 1

Glutenentlastungstest

Gluten ist das Klebereiweiß, das im Mehlkörper aller Getreidearten vorkommt. Die meisten Unverträglichkeitsreaktionen auf Brot und Getreide werden von Gluten hervorgerufen.

▶ Haben Sie Getreideprodukte (Brot, Kuchen, Nudeln usw.) im Verdacht, ist dies der richtige Test für Sie.
▶ Die Anleitung finden Sie auf S. 30.
▶ Die Hintergründe zur Glutenunverträglichkeit lesen Sie auf S. 55.

Selbsttest 2

Vollkorn-/Ballaststoff-Test

Vollkornprodukte enthalten Ballaststoffe, Phytinsäure und Substanzen, die das Stärke aufspaltende Enzym Amylase hemmen. Diese können ebenfalls zu Unverträglichkeitsreaktionen führen. Treten Ihre Be- schwerden vor allem nach dem Verzehr von Vollkorn und ballaststoffreichen Speisen auf, könnte dieser Auslasstest weiterhelfen.

▶ Die Testanleitung lesen Sie auf S. 39.
▶ Die Hintergründe werden auf S. 49 dargestellt.

Fragebogen zur Amylase-Aktivität
Wenn Sie vermuten, dass Ihre Beschwerden durch einen Amylasemangel hervor- gerufen werden könnten, verschafft Ihnen der Fragebogen auf S. 79 Klarheit.

Selbsttest 3

Weizen- gegen Roggenprodukte

Einige Menschen vertragen Weizenkeimlektin nicht oder sind allergisch gegen Weizenbestandteile.
Wenn Sie Roggenbrot besser als Weizenbrot vertragen, könnte dieser Test Ihnen weiterhelfen.

▶ Der Test wird auf S. 44 beschrieben.
▶ Details zur Weizenkeimlektinunverträglichkeit stehen auf S. 70.
▶ Infos zu Allergien gegen Getreidebestandteile siehe S. 80.

Selbsttest-Fragenbogen
Haben Sie bereits bestimmte Getreideprodukte im Verdacht bzw. spezielle Beschwerden, dann beantworten Sie den Fragebogen auf S. 46, er gibt Ihnen gezielte Hinweise zum weiteren Vorgehen.

▲ Überblick über Selbsttests und Fragebögen in diesem Buch.

Selbsttest 1: Glutenentlastungstest

Der Glutenentlastungstest dient zur Feststellung, ob durch Vermeidung von Gluten eine Besserung von Beschwerden erreicht werden kann. Er dient nicht zur Diagnose einer Zöliakie!

Gluten ist das Klebereiweiß, das Brot und Brötchen seine lockere Krume verleiht; es ist die häufigste Ursache für Brot- und Getreideunverträglichkeit. Gluten kommt in Weizen, Roggen, Gerste und Dinkel sowie in leicht veränderter Form auch in Hafer und allen aus diesen Getreiden hergestellten Produkten vor: in Weißbrot ebenso wie in Vollkornmüsli, aber auch in Pudding, Fertiggerichten, Soßen, Tütensuppen und – nicht zu vergessen – Bier. Dadurch enthält fast jede übliche Mahlzeit Gluten. Hafer enthält Avenin, eine glutenähnliche Substanz, die von den meisten Menschen besser vertragen wird als Gluten, manchen Zöliakiepatienten kann sie aber ebenfalls Probleme bereiten.

Mit dem hier beschriebenen sogenannten Glutenentlastungstest vermeiden Sie allerdings nicht nur Gluten, sondern auch alle anderen in diesen Getreiden enthaltenen Stoffe, die Unverträglichkeiten hervorrufen könnten. Falls Sie durch die Entlastung Besserung erleben, sind deshalb weitere Tests nötig, um herauszufinden, ob tatsächlich Gluten oder vielleicht doch ein anderer Getreideinhaltsstoff an Ihren Beschwerden schuld ist. Dazu später mehr.

So gehen Sie vor

Leerphase. Nehmen Sie zunächst zwei Wochen lang Ihre ganz normale glutenhaltige Kost zu sich (also inklusive Brot, Teigwaren und Mehlspeisen), verzichten Sie jedoch auf Vollkornprodukte. Anschließend bewerten Sie die im Protokollblatt auf S. 34 angeführten Symptome jeweils mit einer Schulnote (zwischen 1 und 6).

Entlastungsphase. Danach essen Sie zwei Wochen lang glutenfreie Kost und bewerten wiederum jeden Tag Ihre Befindlichkeit und Ihre Symptome. Tragen Sie die Bewertung Ihrer Symptome während dieser Zeit in das Protokollblatt auf S. 36 ein. Während dieser zweiten Phase dürfen keinerlei glutenhaltige Nahrungsmittel gegessen werden. Das heißt, Sie müssen Brot, Gebäck, Knödel, Nudeln, Mehlspeisen, Bier

(Malz!), aber auch Fertigprodukte, die Gluten oder Stärke enthalten können, vermeiden. Beispiele für glutenfreie und glutenhaltige Nahrungsmitteln finden Sie in der folgenden Tabelle.

Mögliche Fehlerquellen. Nachdem den im Handel (auch im Reformhaus!) erhältlichen glutenfreien Produkten sehr oft Backtriebmittel, Ballaststoffe, hoch allergene Mehle (z.B. Lupinenmehl), lektinhaltige Eiweißersatzstoffe (z.B. Erbsenmehl) und viele andere Substanzen zugemischt werden, die ebenfalls zu Unverträglichkeitsreaktionen führen können, sollten während der glutenfreien Entlastungsphase möglichst keine industriell hergestellten Produkte verwendet werden. Machen Sie einen Bogen um Fertiggerichte und vorgefertigte Produkte und versuchen Sie (trotzdem), Ihre gewohnten Lebensmittel – aber eben die glutenfreien – zu essen. Da die glutenfreie Phase nur zwei Wochen dauert, ist das in der Regel auch leicht einzuhalten.

Beispiele für glutenhaltige und glutenfreie Nahrungsmittel.

glutenhaltige Nahrungsmittel	glutenfreie Nahrungsmittel
alle Weizensorten (auch Emmer, Einkorn, Dinkel, Grünkern) Roggen Gerste Hafer (sollte sicherheitshalber als glutenhaltig eingestuft werden)	Kartoffeln, Kartoffelstärke Reis Hirse Mais*** Buchweizen Quinoa Amaranth
Vorkommen: Brot, Gebäck Teigwaren (Nudeln, Ravioli etc.), Pizza Mehl (aus den oben genannten Getreidesorten) Knödel, Spätzle Stärke Gries (Weizen) mehlhaltige Wurstwaren (Extrawurst!) Cremesuppen, gebundene Suppen und Saucen Mehlspeisen, Schokolade, Eis, Müsli Bier sehr viele Fertigprodukte	**Ersatz durch:** Reiswaffeln, Maiswaffeln Glasnudeln, Reisnudeln Reismehl, Kartoffelmehl, Polenta Reis, Kartoffeln, Hirse, evtl. Mais*** Kartoffelstärke evtl. Polenta (Maisgries)*** Beinschinken klare Suppen, klare Saucen (selbstgemacht) Obst* Wein**

* Obst sollte nicht als Ersatz verwendet werden, wenn man an einer Fruchtzuckerunverträglichkeit leidet.
** Wein sollte nicht als Ersatz verwendet werden, wenn man an einer Histaminintoleranz leidet.
*** Mais enthält Zein als glutenähnliche Substanz und kann manchmal ebenfalls Beschwerden verursachen.
Bei Verdacht auf Zeinunverträglichkeit sollten auch Mais und Polenta weggelassen werden.

Worauf Frauen achten müssen

Menstruierende Frauen sollten die Entlastungsphase über vier Wochen hinweg
durchführen und zusätzlich den Zyklustag
in die Tabellen eintragen. Dabei gilt der
erste Tag der Regelblutung als 1. Zyklustag.
Nachdem die Verdauungsleistung mit dem
Zyklus variiert (schlechtere Verdauungsleistung vom 14.–28. Zyklustag, bessere
vom 1.–14. Zyklustag), können Sie gleich

▼ Bei Frauen lagert sich in der zweiten Zyklushälfte vermehrt Wasser im Gewebe ein.
Das kann auch für die Darmschleimhaut
gelten, wodurch sich die Resorptionsleistung des Darms verschlechtert.

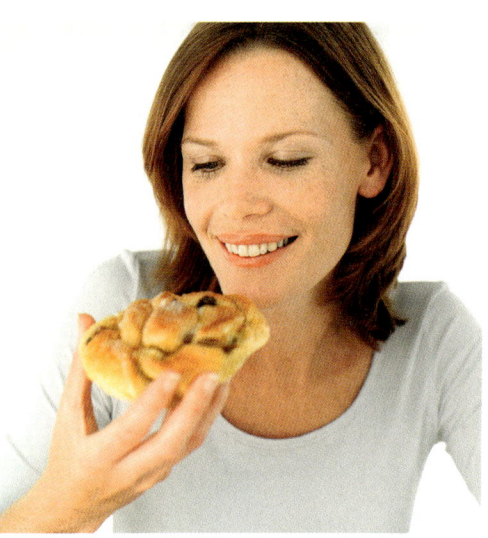

herauslesen, ob eine zyklusabhängige
Nahrungsmittelunverträglichkeit vorliegt.

Bei menstruierenden Frauen kommt es in
der zweiten Zyklushälfte (ca. vom 14.–28.
Tag) zu vermehrter Wassereinlagerung in
das Gewebe. Vor allem wenn die Betroffenen unter dem prämenstruellen Syndrom
leiden, kann dieser Effekt sehr ausgeprägt
sein.

Während die Einlagerung von Wasser in
den Beinen (vor allem abends) und in den
Augenlidern (vor allem am Morgen) allgemein bekannte Phänomene sind, ist es
selbst unter Ärzten wenig bekannt, dass
sich Wasser auch in der Darmschleimhaut
vermehrt einlagern kann. Dies führt dazu,
dass die Resorptionsleistung des Darms
während dieser Zeit abnimmt und Resorptionsstörungen zum Vorschein kommen
können, die sonst unbemerkt bleiben.
Beispielsweise gibt es Frauen, die vor ihren Tagen keinen Fruchtzucker vertragen;
»merkwürdigerweise« verschwindet diese
Intoleranz aber nach der Regel wieder.

Es ist wichtig, eine eventuelle Zyklusab-
hängigkeit der Beschwerden herauszufinden, da diese Art der Nahrungsmittelunverträglichkeit besser mit Hormonen als
mit einer Diät behandelt wird.

Auswertung

Nach Beendigung der Entlastungsphase berechnen Sie für jede Symptomspalte die Mittelwerte. Als deutliche Verbesserung gilt, wenn sich der »Notendurchschnitt« in der Entlastungsphase um mehr als 1.0 gegenüber der Leerphase mit Normalkost verbessert hat. Dann liegt mit großer Wahrscheinlichkeit eine Unverträglichkeit gegenüber einem Getreideinhaltsstoff vor, wobei Glutenunverträglichkeit hier am wahrscheinlichsten ist.

Was bedeuten die möglichen Ergebnisse?

- **Insgesamt Verbesserung des Befindens,** aber kein deutlicher Unterschied in den Noten für Leer- und Entlastungsphase: Machen Sie Test 2.

- **Deutliche Verbesserung in der Entlastungsphase:** Wenn Sie sich nach zwei Wochen glutenfreier Ernährung deutlich besser fühlen, ist die Wahrscheinlichkeit sehr hoch, dass Sie irgendeinen Bestandteil von Weizen, Roggen, Gerste, Hafer oder Dinkel nicht vertragen. Welcher Bestandteil das ist, lässt sich mit diesem Auslassversuch leider nicht genau sagen und muss durch weitere Untersuchungen bzw. Selbstversuche abgeklärt werden.
  – Am häufigsten wird es sich dabei um eine Form der Glutenunverträglichkeit handeln (siehe S. 55).
  – Es kommen aber auch Unverträglich-

keiten von anderen Substanzen aus dem Mehlkörper des Korns infrage (siehe S. 70).

- **Kurzfristige Verschlechterung in der Entlastungsphase (selten):** Kommt es in den ersten Tagen des Glutenverzichts zu einer Verschlechterung des Befindens, liegt möglicherweise eine Art Entzug vor. Die Abbauprodukte von Gluten wirken nämlich wie Opiate im Darm und auch an zahlreichen anderen Stellen im Körper. Dies erklärt, warum manche Menschen ein starkes Verlangen (Gier, Heißhunger) nach glutenhaltigen Produkten entwickeln. Fällt die Stimulation der Opiatrezeptoren weg, weil tagelang kein Gluten aufgenommen wird, kann es vorübergehend zu Entzugssymptomen kommen. Diese sind zwar nie so ausgeprägt wie bei einem echten Opiatentzug, können aber in Einzelfällen doch ziemliche Beschwerden bereiten. Wenn die Beschwerden nach drei Tagen nicht verschwunden sind, sollte der Test abgebrochen werden. In diesem Fall ist es ratsam, einen Arzt aufzusuchen und ihm über die Entzugsproblematik zu berichten.

- **Keine Verbesserung in der Entlastungsphase:** Wenn es Ihnen nach dem Glutenentlastungstest nicht besser geht, muss nach anderen möglichen Ursachen für Ihre Beschwerden gesucht werden.
  – Falls Sie das nicht vorher schon getan haben, sollten Sie einen Facharzt auf-

Protokollblatt Leerphase

Tragen Sie hier die Symptome ein, die während der Phase mit der Normalkost auftreten. Bewerten Sie die Stärke der Symptome mit Schulnoten (1–6) und rechnen Sie nach 14 Tagen den Mittelwert zu jeder Spalte aus.

Tag	Befindlichkeit	Blähungen	Durchfall
1			
2			
3			
4			
5			
6			
7			
8			
9			
10			
11			
12			
13			
14			
Mittelwerte			

Schmerzen	andere Beschwerden	Blutdruck

Protokollblatt Entlastungsphase

Tragen Sie hier die Symptome ein, die während der Entlastungsphase auftreten. Bewerten Sie die Stärke der Symptome mit Schulnoten (1–6) und rechnen Sie nach 14 Tagen den Mittelwert zu jeder Spalte aus.

Tag	Befindlichkeit	Blähungen	Durchfall
1			
2			
3			
4			
5			
6			
7			
8			
9			
10			
11			
12			
13			
14			
Mittelwerte			

chmerzen	andere Beschwerden	Blutdruck

WISSEN

Probleme bei der Zöliakie-Diagnose

Nach einem Auslassversuch von glutenhaltigen Nahrungsmitteln kann die Diagnose Zöliakie für längere Zeit nicht mehr gestellt werden, da bereits wenige Wochen glutenfreier Ernährung zu einem Absinken der Antikörperspiegel und zu einer Regeneration der Darmschleimhaut führen. Wenn Sie also eine Zöliakie ausschließen lassen wollen (was sehr vernünftig wäre), müssen Sie die entsprechenden Untersuchungen unbedingt vor diesem Selbstversuch durchführen lassen. Oder Sie müssen sich zunächst wieder einige Wochen glutenreich ernähren, ehe die Untersuchungen stattfinden können. Es kommt immer wieder vor, dass Patienten mit einer Unverträglichkeit von Brotbestandteilen nach einem Entlastungstest (oft unwillkürlich) eine glutenreduzierte Diät einhalten und dadurch die Diagnose einer Zöliakie unmöglich machen. Die Unterscheidung zwischen Zöliakie und glutensensitivem Reizdarmsyndrom ist aber deshalb so wichtig, weil man bei einer gesicherten Zöliakie eine glutenfreie Diät einhalten muss, während das glutensensitive Reizdarmsyndrom lediglich eine glutenarme Diät erfordert, was wesentlich einfacher einzuhalten ist.

suchen und ihn um die entsprechenden Untersuchungen zum Ausschluss einer Erkrankung des Verdauungstraktes bitten. Lassen Sie sich gegebenenfalls auch auf andere Nahrungsmittelunverträglichkeiten bzw. Nahrungsmittelallergien untersuchen.

– Laktose-, Fruktose- und Sorbitunverträglichkeit sind relativ weit verbreitet (siehe auch *Wegweiser Nahrungsmittelintoleranzen*), Nahrungsmittelallergien kommen zwar seltener vor, sind aber doch häufiger, als man früher dachte – vor allem weil man immer mehr Kreuzallergien auf bekannte Inhalationsallergene entdeckt.

– Denkbar wäre auch ein Mangel an Enzymen, die zur Aufspaltung von Kohlenhydraten dienen, etwa eine verminderte Aktivität der Enzyme Amylase oder verschiedener Disaccharidasen (siehe S. 73).

Selbsttest 2: Vollkorn-/Ballaststoff-Test

Sowohl die Randschichten des Korns als auch die Inhaltsstoffe mancher Gemüse (»Ballaststoffe«) können der Verdauung Probleme bereiten. Leider wird das in den gängigen Ernährungsempfehlungen nur selten berücksichtigt.

In Vollkornprodukten findet sich ein höherer Anteil an Ballaststoffen, Phytinsäure und Substanzen, die das Stärke aufspaltende Enzym Amylase hemmen (Amylase-Inhibitoren). Wenn Sie herausfinden wollen, ob einer dieser Bestandteile für die Unverträglichkeitsreaktionen verantwortlich ist, machen Sie einen Auslasstest, der im Prinzip genauso funktioniert, wie der eben beschriebene Glutenentlastungstest. Sie vergleichen Ihr Befinden während einer Phase von 14 Tagen mit hohem Vollkornanteil in der Nahrung mit einer Phase von 14 Tagen, in der Sie nur Weißbrot und andere ballaststoffarme Lebensmittel, vor allem keine ballaststoffhaltigen Cerealien, essen.

Für die in Gemüse enthaltenen Ballaststoffe gelten für die Auslassphase folgende Regeln:
- Tomaten, Gurken und Blattsalat können weiterhin (auch roh) verzehrt werden.
- Jegliches Gemüse sollte nur in durchgekochtem Zustand gegessen werden.
- Gemüsesorten, die einen hohen Anteil an Fruktooligosacchariden haben (wie Kohl, Kraut, Bohnen und Lauchgemüse), sollten in dieser Zeit möglichst vermieden werden, da diese Substanzen in der Regel zu den gleichen Beschwerden führen wie die Ballaststoffanteile in Vollkornprodukten.

Zur Dokumentation können Sie die gleichen Protokollblätter wie bei Test 1 verwenden. Am besten Sie machen sich vorab einige Kopien von S. 34– 37 dann haben Sie auch für mehrere Selbsttests Auswertungsbögen parat.

Der Vollkorn-/Ballaststoff-Test ist vor allem dann sinnvoll, wenn sich Ihr Befinden im Glutenentlastungstest zwar verbessert hat, aber kein deutlicher Unterschied (um mindestens eine Schulnote) zwischen Leer- und Entlastungsphase zu erkennen war. Wenn es im Glutenentlastungstest bereits zu einer deutlichen Besserung in der glutenfreien Phase gekommen ist, so ist Gluten als Beschwerden verursachender Bestandteil sehr wahrscheinlich und eine weitere Abklärung mit Test 2 im Allgemeinen nicht mehr notwendig.

So gehen Sie vor

In der 14-tägigen Vollkorn(= Belastungs-)phase sollten Sie täglich mindestens 2–4 Scheiben Vollkornbrot (nicht Pumpernickel) oder -brötchen bzw. eine entsprechende Menge anderer Vollkornprodukte (zum Beispiel Vollkornmüsli, Getreidepflanzerl/-frikadellen), die Sie als Verursacher der Beschwerden vermuten, essen. Beschwerden, die in dieser Zeit auftreten, bewerten Sie nach dem Schulnotensystem und tragen sie in das Protokollblatt für die Leerphase (S. 34) ein.

Nach einer dreitägigen Auswaschphase, in der keine besondere Diät eingehalten wird,

▼ In der Weißmehlphase sind nur Weißbrot und sonstige Weißmehlprodukte erlaubt. Möglicherweise geht es Ihnen bei dieser angeblich ungesunden Ernährung deutlich besser.

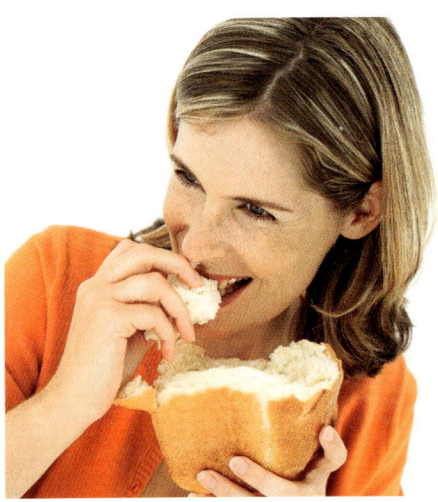

folgt die Weißmehlphase: Nun essen Sie 14 Tage lang täglich 2–4 Scheiben Weißbrot oder 2 Semmeln bzw. andere ballaststoffarme Speisen, wie zum Beispiel normale Nudeln, (weißen!) Reis oder Gries. Wieder bewerten Sie Ihre Beschwerden nach dem Schulnotensystem und tragen sie in das Protokollblatt Entlastungsphase (S. 36) ein. Eine Verbesserung der Durchschnittswerte um mehr als eine ganze Schulnote gilt als »deutliche« Besserung.

Worauf Sie achten sollten

Achten Sie darauf, während der Weißmehlphase nicht doch versehentlich Ballaststoffe aufzunehmen, zum Beispiel in Form von Müsli oder ungeschältem Reis. In dieser Phase sollten Sie am besten nicht im Reformhaus einkaufen gehen, da Reformhauswaren sehr oft mit (unsichtbaren) Ballaststoffen angereichert sind. Auch Nahrungsmittel, die Pflanzengummis (z. B. Speiseeis), Carrageen (E 407), Johannisbrotkernmehl (Carubin, E 410), Guarkernmehl oder andere Verdickungsmittel enthalten, können ähnliche Beschwerden hervorrufen wie die Phytinsäure im Vollkorn. Im Zweifelsfall sollten die Zusatzstoffe, die in der folgenden Tabelle angeführt sind, in der Entlastungsphase ebenfalls weggelassen werden.

Kalziumtabletten. Verzichten Sie während des gesamten Tests außerdem auf die Einnahme von Kalziumtabletten: Kalzium wird von der in den Ballaststoffen enthaltenen Phytinsäure abgebunden. Wenn man nun die Ballaststoffe weglässt und weiter Kalziumtabletten einnimmt, kann das im Überschuss vorhandene Kalzium zusammen mit unverdauten Fetten sogenannte Kalkseifen bilden, die unter Umständen die Darmschleimhaut reizen und zu Reizdarmsymptomatik führen. In diesem Fall könnte es während der Weißmehlphase sogar zu einer Verschlechterung kommen.

Wichtig: Wir sprechen nur von Kalziumtabletten! Das Gesagte gilt nicht für reine Vitamin-D-Präparate, die hier keinen Einfluss haben und deshalb von Reizdarmpatienten auch viel besser vertragen werden als Kombinationspräparate von Kalzium und Vitamin D.

Nahrungsergänzungsmittel. Um auch andere Wechselwirkungen möglichst zu vermeiden, lassen Sie am besten für die Dauer des gesamten Tests alle Nahrungser-

Zusatzstoffe in Lebensmitteln, die Beschwerden auslösen können.

Verdickungsmittel	Geliermittel	Stabilisatoren
acetylierte Stärke E 1420	Agar-Agar E 406	amidiertes Pektin E 440ii
acetyliertes Distärkeadipat E 1422	Alginsäure E 400	Ammoniumphoshatide E 442
acetyliertes Distärkephosphat E 1414	amidiertes Pektin E 440ii	Ascorbinsäure E 300
Agar-Agar E 406	Ammoniumalginat E 403	Ascorbylpalmitat E 304
Alginsäure E 400	Calciumalginat E 404	Calcium-Dinatrium-EDTA E 385
amidiertes Pektin E 440ii	Carrageen E 407	Calcium-L-Ascorbat E 302
Ammoniumalginat E 403	Gellan E 418	Calciumchlorid E 509
Calciumalginat E 404	Guarkernmehl E 412	Calciumferrocyanid E 538
Carboxymethylcellulose E 466	Johannisbrotkernmehl E 410	Calciumgluconat E 578
Carrageen E 407	Kaliumalginat E 402	Carbamid E 927b
Cellulose E 460	Karaya E 416	Eisen-II-gluconat E 579
Distärkephosphat E 1412	Natriumalginat E 401	Eisen-II-lactat E 585
Gellan E 418	Pektin E 440	Gellan E 418
Guarkernmehl E 412	Propylenglycolalginat E 405	Glucono-delta-lacton E 575

Verdickungsmittel	Geliermittel	Stabilisatoren
Gummi arabicum E 414	Tarakernmehl E 417	Gluconsäure E 574
Hydroxypropylcellulose E 463	Traganth E 413	Glycerinester aus Wurzel-harz E 445
Hydroxypropyldistärkephos-phat E 1442	Xanthan E 415	Gummi arabicum E 414
Hydroxypropylmethyl-cellulose E 464	E440i (Pektin)	Isoascorbinsäure E 315
Hydroxypropylstärke E 1440		Kaliumferrocyanid E 536
Johannisbrotkernmehl E 410		Kaliumgluconat E 577
Kaliumalginat E 402		Kaliumtartrat E 336
Karaya E 416		Lecithin E 322
Methylcellulose E 461		Metaweinsäure E 353
Methylethylcellulose E 465		Natrium-L-Ascorbat E 301
Monostärkephosphat E 1410		Natriumferrocyanid E 535
Natriumalginat E 401		Natriumgluconat E 576
oxidierte Stärke E 1404		Natriumisoascorbat E 316
Pektin E 440		Natriumtartrat E 335
phosphatiertes Distärke-phosphat E 1413		Pektin E 440
Propylenglycolalginat E 405		Polyglycerin-Polyricinoleat E 476
Stärkenatriumoctenyl-succinat E 1450		Polyglycerinester von Speisefettsäuren E 475
Tarakernmehl E 417		Propylenglycolester von Speisefettsäuren E 477
Traganth E 413		Saccharose-acetat-isobutyrat E 444
Xanthan E 415		Triammoniumcitrat E 380

Verdickungsmittel	Geliermittel	Stabilisatoren
		Zinn-II-Chlorid E 512
		Zuckerester von Speisefett-säuren E 473
		Zuckerglyceride E 474

gänzungsmittel (vor allem die rezeptfreien Vitamin- und Mineralstoff-Präparate) weg.

Die meisten verordneten Medikamente haben keinen Einfluss auf das Testergebnis.

Auswertung

- Verbesserung in der Entlastungspha-se: Eine deutliche Verbesserung in der Weißmehlphase spricht für eine Unverträglichkeit von Ballaststoffen, wobei eine Unverträglichkeit von Phytinsäure am wahrscheinlichsten ist (siehe S. 49).

- Keine Verbesserung in der Entlastungs-phase: In der ballaststoffarmen Kost sind immer noch Substanzen enthalten, die Sie nicht vertragen. Machen Sie Test 1 (sofern Sie das nicht bereits vorher getan haben) und Test 3.

Selbsttest 3: Weizen- gegen Roggenprodukte

Wenn Weizenbestandteile für Ihre Verdauungsbeschwerden verantwortlich sind, spielt es keine Rolle, ob Sie dieses Getreide fein ausgemahlen oder als Vollkorn verzehren. Der Weizen wird immer Probleme bereiten.

Die Durchführung dieses Tests ist in der Praxis mit großen Problemen verbunden: Zum einen ist Weizen nicht nur in Brot, Brötchen und Nudeln enthalten, sondern auch in vielen Fertigprodukten. Zum anderen gibt es fast kein Roggengebäck, das allein aus Roggen hergestellt wird.

Fragen Sie den Bäckermeister Ihres Vertrauens (die Verkäuferin weiß es in der Regel nicht)! Wenn Sie das Brot selbst backen, sollten Sie für diesen Test keine vorgefertigten Mehlmischungen kaufen, da auch diese meistens nicht ausschließlich aus Roggen bestehen, sondern immer etwas Weizenmehl beigemischt haben.

So gehen Sie vor

In der 14-tägigen Weizenphase essen Sie täglich mindestens 2–4 Scheiben Weißbrot oder 2 helle Semmeln bzw. eine entsprechende Menge anderer Weizenprodukte wie Nudeln, Weizengries, Dinkelschrot, Couscous oder Bulgur. Die Beschwerden, die in dieser Zeit auftreten, bewerten Sie nach dem Schulnotensystem und tragen sie in das Protokollblatt für die Leerphase (S. 34) ein.

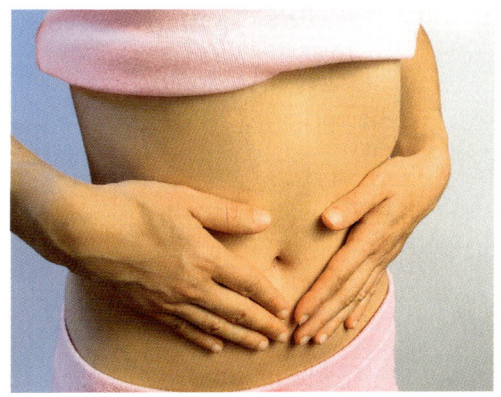

◄ Stellen Sie während der Roggenbrotphase eine deutliche Verbesserung Ihrer Beschwerden fest, ist möglicherweise Weizenkeimlektin für Sie unverträglich, oder Sie sind gegen Weizenbestandteile allergisch.

Nach einer dreitägigen Auswaschphase, in der keine besondere Diät eingehalten wird, folgt die Roggenbrotphase. Essen Sie 14 Tage lang täglich 2–4 Scheiben Roggenbrot und ersetzen Sie alle Weizenprodukte (Nudeln, Gries etc.) durch Mais oder Reis.

Auch hier bewerten Sie Beschwerden nach dem Schulnotensystem und tragen sie in das Protokollblatt für die Entlastungsphase (S. 36) ein. Eine Verbesserung der Durchschnittswerte um mehr als eine ganze Schulnote gilt als deutliche Besserung.

Auswertung

■ **Verbesserung in der Entlastungsphase:** Eine deutliche Verbesserung in der Roggenbrotphase spricht für
– eine Unverträglichkeit von Weizenkeimlektin (siehe S. 70) oder
– eine Allergie gegen Weizenbestandteile (siehe S. 81).

■ **Keine Verbesserung in der Entlastungsphase:** Wenn es zu keiner Besserung in der Roggenbrotphase kommt, ist es unwahrscheinlich, dass eine Weizenkeimlektin(WGA)-Unverträglichkeit oder eine Allergie gegen Weizenbestandteile vorliegt.
– Wenn Roggen und Weizen beide nicht vertragen werden, ist eine Glutenunverträglichkeit die wahrscheinlichste Ursache (siehe Test 1 und S. 30).
– Wurde diese bereits ausgeschlossen, kommt noch ein Mangel an Amylase (siehe S. 73) oder eine Unverträglichkeit von anderen Brotbestandteilen infrage (siehe S. 84).

Selbsttest-Fragebogen

Der folgende Fragebogen ist ein weiteres Hilfsmittel, um herauszufinden, woher Ihre Unverträglichkeitsreaktionen und Beschwerden rühren. Unverträgliche Lebensmittel oder bestimmte Beschwerdebilder geben Hinweise auf die Ursache und Sie erfahren, wie Sie weiter vorgehen können.

Ich habe Probleme mit allen Arten von Brot und Getreideprodukten, vertrage aber Mais, Reis, Hirse und Kartoffeln.
➤ Glutenunverträglichkeit: Zöliakie, siehe S. 57, oder glutensensitives Reizdarmsyndrom ohne Vorliegen einer Zöliakie, siehe S. 67

Ich habe Probleme mit allen Arten von Brot und Getreideprodukten sowie mit Mais, vertrage aber Reis, Hirse und Kartoffeln.
➤ Kombinierte Zein- und Glutenunverträglichkeit: Zöliakie, siehe S. 57, oder glutensensitives Reizdarmsyndrom ohne Vorliegen einer Zöliakie, siehe S. 66

Ich habe nicht nur mit Brot und Mehl Probleme, sondern auch mit anderen vorwiegend kohlenhydrathaltigen Produkten wie Kartoffeln, Reis, Maiswaffeln und Ähnlichem.
➤ allgemeine Stärkeunverträglichkeit (Amylasemangel), Zucker wird meistens vertragen, siehe S. 73
➤ Pilzbesiedelung des Verdauungstraktes und/oder bakterielle Fehlbesiedelung des Dünndarms (SIBOS, siehe S. 26), geht meist auch mit Unverträglichkeit von allen Formen von Zucker einher.

Ich leide unter verschiedenen Allergien, zum Teil mit Heuschnupfen, chronischer Nasennebenhöhlenentzündung oder Asthma bronchiale, und reagiere auf den Genuss von Roggen- oder Weizenbrot nicht nur mit Verdauungsproblemen, sondern auch mit einer Verschlechterung meiner allergischen Symptome.
➤ Allergie vom Typ 1 gegen Getreidebestandteile, siehe S. 80

Ich vertrage Brot und Gebäck aus Weißmehl, aber kein Vollkornbrot und keine ballaststoffreichen Produkte.
➤ Unverträglichkeit von Phytinsäure, siehe S. 49
➤ Unverträglichkeit von Nicht-Stärke-Polysacchariden, siehe S. 51
➤ Amylase-Inhibitoren, siehe S. 53

Ich vertrage Produkte aus Roggen und Hafer, aber weder Weizen noch Dinkel.
➤ Unverträglichkeit gegen Weizenkeimlektin (WGA), siehe S. 70
➤ Allergie vom Typ 1 gegen Weizenbestandteile, siehe S. 81

Mir wird sehr übel und ich bekomme Kreislaufprobleme, wenn ich mich nach dem Genuss von Weizenprodukten (Brot, Kuchen, Nudeln) körperlich anstrenge, zum Beispiel Sport treibe.

➤ Omega-5-Gliadin-Unverträglichkeit, siehe S. 81

Ich habe den Eindruck, dass ich das Brot von Bäckerei X vertrage, das von Bäcker Y aber nicht.

➤ Unverträglichkeit von anderen Brotbestandteilen als Getreide, siehe S. 84

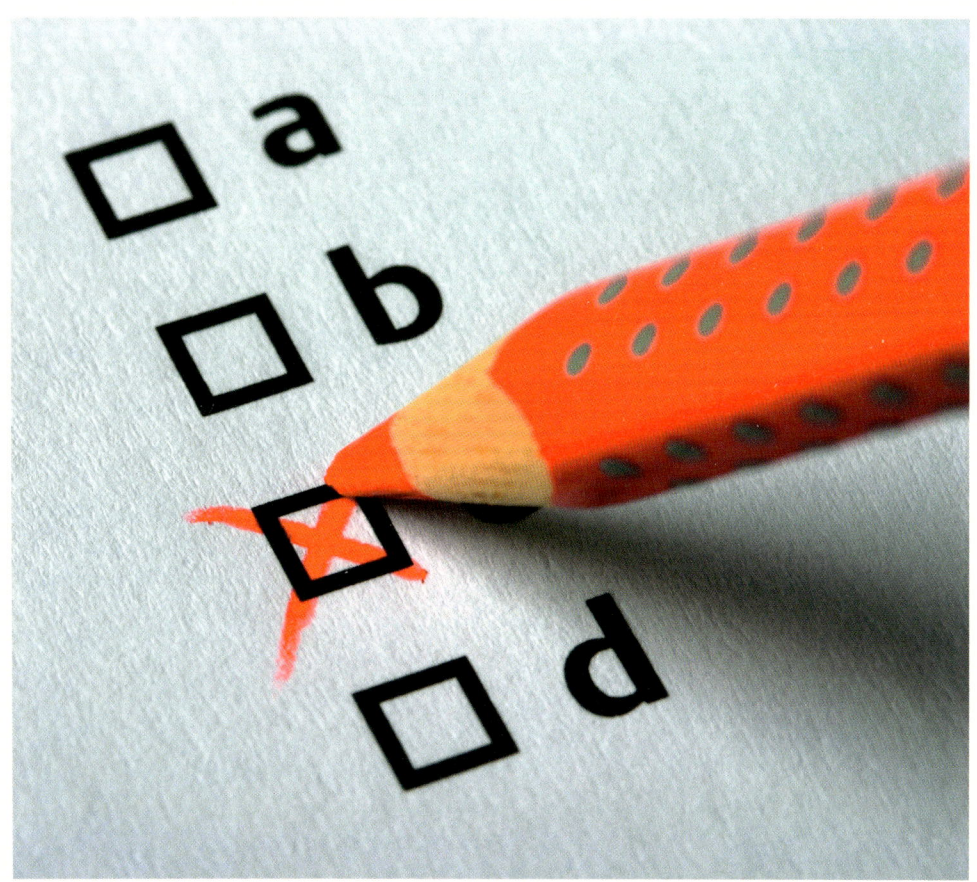

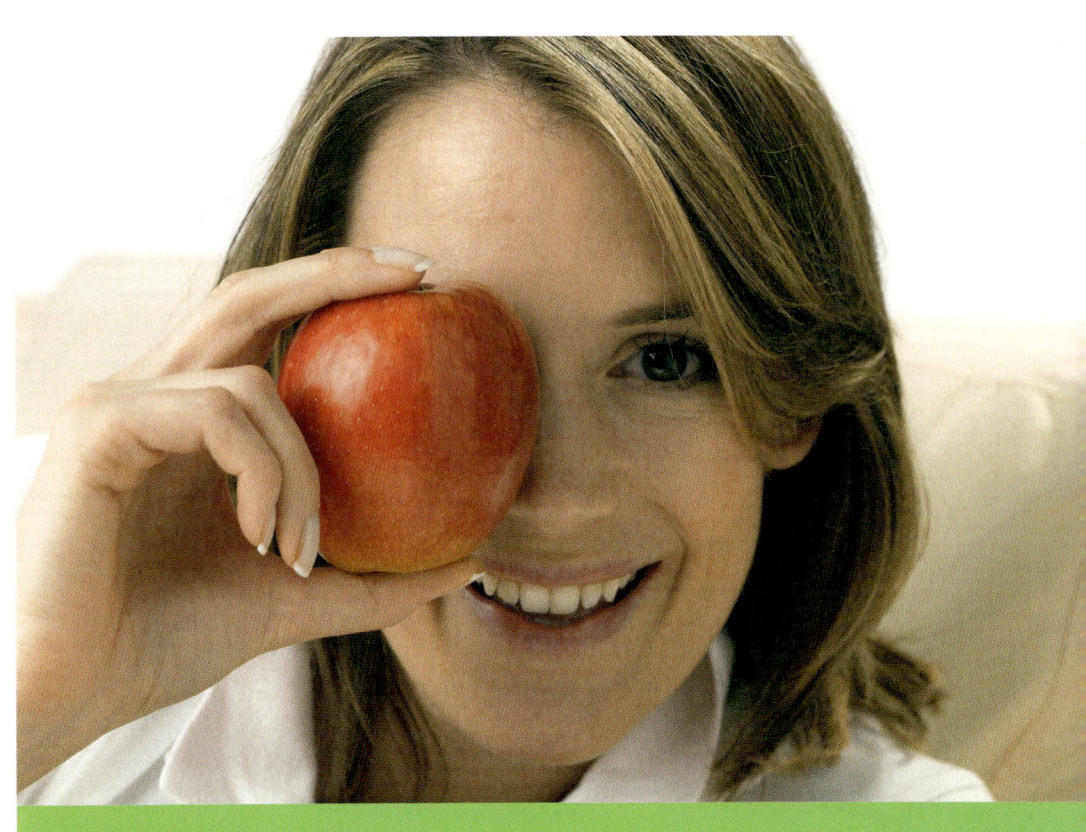

Die einzelnen Unverträglichkeiten

Die verschiedenen Getreidebestandteile rufen auf unterschiedliche Weisen Unverträglichkeiten oder Allergien hervor. Am häufigsten führen Klebereiweiße, z. B. Gluten zu Beschwerden.

Probleme mit Substanzen aus den Randschichten des Korns

Heute werden die Randschichten des Getreidekorns als gesund propagiert und manchmal in Form von Ballaststoffen sogar anderen Nahrungsmitteln zugesetzt. Doch diese gängige Ernährungsempfehlung stellt das Verdauungssystem vieler Menschen vor große Probleme.

Chemisch handelt es sich bei den problematischen Stoffen um ganz unterschiedliche Substanzen, die auch für die Pflanze bzw. das Samenkorn völlig verschiedene Funktionen erfüllen: als Energiespeicher, Gerüstsubstanzen oder Abwehrstoffe.

Phytinsäureunverträglichkeit

Phytinsäure dient Pflanzen (z. B. Hülsenfrüchten, Getreide, Ölsamen etc.) als Energie- und Phosphatspeicher. Im Getreide kommt Phytinsäure vor allem im Keimling und in den äußeren Schichten des Getreidekorns – also in Vollkorn – vor. Der Phytinsäuregehalt des Mehls hängt daher vom Ausmahlungsgrad ab, wie die folgende Tabelle zeigt. Phytinsäure kann im Darm mit Mineralstoffen wie Eisen, Zink, Magnesium und Kalzium komplexartige Verbindungen eingehen; dadurch wird deren Aufnahme in den Körper gestört. Außerdem kann Phytinsäure Verdauungsenzyme inaktivieren – sie haben dann keine Wirkung mehr.

Phytinsäuregehalt verschiedener Mehlsorten (Berlitz et al. 2001).

Mehltype	Ausmahlungsgrad	Phytinsäuregehalt	Brotsorte
Type 405	70 %	53 mg/kg	Weißbrot
Type 1050	85 %	451 mg/kg	Mischbrot
Vollkornmehl	92 %	759 mg/kg	Vollkornbrot

Wenn man Getreidekörner einweicht und keimen lässt, wird im Keimling das Enzym Phytase aktiviert, das beginnt, die Phytinsäure abzubauen. Auch die Teigführung mit Natursauerteig sorgt dafür, dass der Phytinsäuregehalt im Getreide deutlich reduziert wird; hier sind allerdings Mikroorganismen am Werk. Brot, das auf traditionelle Art mit Natursauerteig und entsprechend langer Teigführung (über mehrere Stunden) hergestellt wurde

▼ Sind Brötchen und andere Backwaren aus Weißmehl gut verträglich für Sie, Vollkornprodukte aber nicht? Dann könnte eine Phytinsäureunverträglichkeit dahinterstecken.

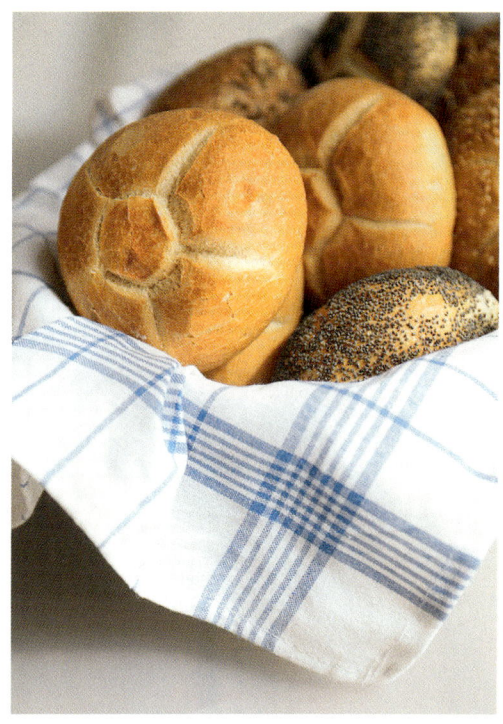

(z. B. Roggenbrot), dürfte auch aus diesem Grund besser verträglich sein.

Wenn Sie Weißbrot vertragen, nach dem Genuss von Vollkornbrot und Vollkornprodukten aber Beschwerden bekommen, könnte es sich um eine Phytinsäureunverträglichkeit handeln. Andere diagnostische Möglichkeiten als den Selbsttest (S. 39) gibt es derzeit leider nicht.

Die relativ häufige Phytinsäureunverträglichkeit darf nicht mit der Unverträglichkeit von Phytansäure bei Patienten mit dem sehr seltenen Refsum-Syndrom verwechselt werden.

Steckbrief Phytinsäureunverträglichkeit

Häufige Symptome: Da Phytinsäure vorübergehend die Verdauungsenzyme Lipase, Amylase und Protease hemmt, kommt es zu Blähungen, Durchfall und anderen unspezifischen Verdauungsbeschwerden. Langfristig – oder wenn Vollkornprodukte in größeren Mengen verzehrt werden – kann die Resorptionshemmung zu einem Mangel an Spurenelementen, vor allem Kalzium, Magnesium, Kupfer, Eisen und Zink, führen. Symptome dafür sind Blutarmut (Anämie) bei Eisenmangel, Krämpfe (Tetanie) bei Kalzium- und/oder Magnesiummangel, Muskelschmerzen aufgrund von Magnesiummangel, Wundheilungsstörung durch Zinkmangel etc. Spezifische Symptome, die nur bei einer Phytinsäureunverträglichkeit auftreten, gibt es nicht. Aus einem erfolgreich verlaufenen Auslassversuch kann man lediglich nachträglich schließen, welche Symptome wahrscheinlich auf eine zu hohe Phytinsäurezufuhr zurückzuführen sind.

Diagnosemöglichkeit: Außer dem Auslassversuch (Test 2, S. 39) gibt es derzeit keine Verfahren, um die Diagnose Phytinsäureunverträglichkeit zu sichern.

Maßnahmen zur Beseitigung der Beschwerden: Vermeiden von Vollkornprodukten und anderen Nahrungsmitteln mit hohem Phytinsäuregehalt (siehe folgende Tabelle). Nicht alle hier aufgelisteten Lebensmittel müssen bei Phytinsäureunverträglichkeit weggelassen werden! Es genügt, die Aufnahme auf etwa 500 mg pro Tag zu reduzieren. (Theoretisch bestünde auch die Möglichkeit, das Enzym Phytase zuzuführen; dies wird in der Viehzucht auch gemacht, birgt aber die Gefahr einer zu hohen Phosphatbelastung, da beim Abbau der Phytinsäure Phosphat freigesetzt wird.)

Phytinsäuregehalt einiger Lebensmittel (nach Prodi®, NutriScience GmbH).

Nahrungsmittel	Phytinsäuregehalt pro 100 g	Nahrungsmittel	Phytinsäuregehalt pro 100 g
Weizenkleie, Speisekleie	3610 mg	Mungobohne, Samen, trocken	629 mg
Weizenkeime	1470 mg	Quinoa (Reismelde)	541 mg
Erdnuss	1336 mg	Kichererbse, Samen, trocken	338 mg
Sojabohne, Samen, trocken	1250 mg	Weizenvollkornbrot	330 mg
Gerste entspelzt, ganzes Korn	1070 mg	Kichererbse, Samen, grün	280 mg
Roggen, ganzes Korn	970 mg	Roggenbrot	250 mg
Mais, ganzes Korn	940 mg	Reis, poliert	240 mg
Weizen, ganzes Korn	906 mg	Pumpernickel	100 mg
Hafer entspelzt, ganzes Korn	900 mg	Weizenmehl, Weißbrot	20 mg
Reis, unpoliert	890 mg	Banane	20 mg
Bohne (Gartenbohne), Samen, weiß, trocken	800 mg	Avocado	17 mg

Unverträglichkeit von Ballaststoffen

Die Gerüstsubstanzen der Zellwände von Pflanzen gehören chemisch zu den Nicht-Stärke-Polysacchariden; zu ihnen zählen z. B. Zellulose und Hemizellulosen. Die Nicht-Stärke-Polysaccharide sind auch in den Randschichten des Getreidekorns in höheren Konzentrationen enthalten. Umgangssprachlich werden sie meist als Ballaststoffe bezeichnet. Die Nicht-Stärke-Polysaccharide können die Fettaufnahme aus dem Darm stören und so Verdauungsprobleme verursachen.

Steckbrief Ballaststoffunverträglichkeit

Häufige Symptome: Blähungen, Durchfall und andere unspezifische Verdauungsbeschwerden.

Diagnosemöglichkeit: derzeit nur der Auslassversuch (Test 2, S. 39).

Maßnahmen zur Beseitigung der Beschwerden: den Ballaststoffanteil in der Ernäh-

Ballaststoffgehalt verschiedener Lebensmittel (Lexikon der Biologie 2005).

Lebensmittel	Ballaststoffgehalt g/100 g
Getreide	
Weizenkleie	42,4
Weizen, ganzes Korn	10,9
Weizenvollkornbrot	7,5
Haferflocken	5,4
Weizenmehl (Type 405)	4,0
Weißbrot	3,5
Reis, unpoliert	2,9
Reis, poliert	1,4
Hülsenfrüchte	
Bohnen, weiß, trocken	17,0
Erbsen, Samen, trocken	16,6
Linsen	10,7
Kichererbsen	9,5

Lebensmittel	Ballaststoffgehalt g/100 g
Gemüse	
Möhren	3,4
Blumenkohl	2,9
Kartoffeln	2,5
Weißkraut	2,5
Tomaten	1,8
Kopfsalat	1,5
Gurken	0,9
Obst	
Himbeeren	4,7
Johannisbeeren, rot	3,5
Birnen	2,8
Äpfel	2,3
Bananen	2,0
Erdbeeren	2,0
Pfirsiche	1,7
Weintrauben	1,6

rung verringern, d.h. möglichst wenig Vollkorn und blähende Gemüse, wenig Rohkost und mehr gut durchgekochte Speisen verzehren.

Warum können wir Zellulose nicht verdauen?

Zellulose, der Hauptbestandteil pflanzlicher Zellwände, und Stärke, der wichtigste pflanzliche Speicherstoff, bestehen beide aus Glukosemolekülen, die in langen Ketten aneinandergereiht sind. Der Unterschied liegt in der Art ihrer chemischen Verknüpfung: Die Glukosemoleküle sind zwar immer über das erste und das vierte Kohlenstoffatom verbunden, aber bei der Stärke liegen sie alle in der gleichen Ausrichtung nebeneinander, bei der Zellulose dagegen liegt jedes zweite Glukosemolekül »auf dem Rücken«. Die Enzyme, die diese chemischen Verbindungen auflösen und die großen Moleküle in ihre Bausteine zerlegen können, sind hochspezifisch, d.h. sie können immer nur eine bestimmte Verbindung lösen. Die Amylase kann nur die Glukosebindungen in der Stärke lösen,

▲ Stärke (Amylose) besteht aus einer Glukosekette, wobei die Glukosebausteine alle gleich ausgerichtet sind.

▲ Bei der Zellulose wechselt die Ausrichtung der Glukosebausteine. Die Verknüpfung kann nur von der Zellulase aufgebrochen werden – einem Enzym, das dem Menschen fehlt.

Zellulose kann nur von Zellulase geknackt werden. Da Menschen keine Zellulase besitzen, ist Zellulose für sie unverdaulich.

Probleme durch Amylase-Inhibitoren

Eine weitere Stoffgruppe in den Randschichten des Korns sind die Amylase-Inhibitoren. Die Pflanze schützt sich damit vor Fraßfeinden, die es vor allem auf die energiereiche Stärke im Inneren des Korns abgesehen haben. Die Inhibitoren hemmen das Enzym Amylase, das gebraucht wird,

um die Stärke (Amylose) abzubauen. Beim häufigen Verzehr von Vollkornprodukten kann so unter Umständen auch beim Menschen die Stärkeverdauung blockiert werden. Typischerweise vertragen Betroffene zwar Weißbrot, aber kein Vollkornbrot. (Dies kann aber auch ein Hinweis auf eine

Phytinsäureunverträglichkeit sein, siehe S. 49).

Allerdings werden Amylase-Inhibitoren erst dann zu einem Problem für den Menschen, wenn seine körpereigene Amylase (im Mundspeichel oder in der Bauchspeicheldrüse) in zu geringer Menge vorhanden ist und ihre Aktivität daher für die Bewältigung ihrer Aufgabe nicht ausreicht. Diese Situation tritt vor allem dann ein, wenn man hastig isst, also kaum kaut und die Nahrung herunterschlingt, bevor genügend Speichel gebildet ist. Aber auch im Rahmen von Krankheiten oder medikamentösen Therapien, die zu einem verminderten Speichelfluss führen (z.B. Depressionen, Therapie mit manchen Antidepressiva), kann es zu einer grenzwertig niedrigen Aktivität der Amylase kommen. In diesem Fall reichen schon kleine Mengen Amylase-Inhibitoren aus, um die Verdauung zu beeinträchtigen.

Steckbrief Beschwerden durch Amylase-Inhibitoren

Häufige Symptome: Müdigkeit nach kohlenhydratreichen Mahlzeiten (»das Essen liegt im Magen«), man fühlt sich rasch satt und hat dann bald wieder Hunger, Blähungen, schmierige Stühle. Die Probleme treten besonders dann auf, wenn zu schnell gegessen wird.

Diagnosemöglichkeiten: Einen ersten Hinweis liefert der Auslasstest (Test 2, S. 39), wie er für die Phytinsäureunverträglichkeit beschrieben ist.

Der Verdacht lässt sich dann mit einem weiteren Selbstversuch bestätigen: Kauen Sie jeden Bissen einer kohlenhydrathaltigen Mahlzeit so lange, bis er flüssig ist (50- bis 80-mal). Wenn Sie damit eine deutliche Besserung Ihrer Verdauungsbeschwerden erreichen, liegt es an der Amylase-Aktivität. (Lesen Sie dazu auch das Kapitel über den Amylasemangel, S. 73)

Die eleganteste Methode, ein Amylasedefizit festzustellen, ist der ^{13}C-Maisstärke-Atemtest (siehe S. 77).

Maßnahmen zur Beseitigung der Beschwerden: Erstens in Ruhe essen, zweitens sehr gut kauen, drittens Vollkornprodukte reduzieren. Wenn das alles nichts hilft, ein Amylasepräparat vom Arzt verordnen lassen (aber nur, wenn wirklich Amylasemangel als Ursache der Beschwerden gesichert ist, z.B. mittels ^{13}C-Maisstärke-Atemtest!).

Glutenunverträglichkeit

Die meisten Unverträglichkeitsreaktionen auf Brot und Getreide werden von Gluten hervorgerufen. An Zöliakie leiden bereits circa 1 Prozent der EU-Bevölkerung (etwa 5 Millionen Menschen). Das glutensensitive Reizdarmsyndrom betrifft schätzungsweise 7,5 Prozent (an die 7,5 Millionen Menschen) im deutschsprachigen Raum. Es handelt sich also um alles andere als seltene Erkrankungen.

Für die Zöliakie (einheimische Sprue) ist Gliadin als Auslöser der Krankheit erkannt und allgemein akzeptiert. Nach meinen Erfahrungen gibt es neben diesem bekannten Krankheitsbild aber noch ein anderes, von dem ungleich mehr Menschen betroffen sind, die eine dramatische Besserung ihrer Beschwerden erreichen, wenn sie sich glutenarm ernähren. Für das zweite Krankheitsbild habe ich die Bezeichnung »glutensensitives Reizdarmsyndrom« gewählt.

Die Unterscheidung zwischen diesen beiden Formen der Glutenunverträglichkeit ist sehr wichtig, da an Zöliakie erkrankte Menschen unbedingt eine glutenfreie Ernährung benötigen, während es bei der anderen Gruppe (zu der auch sehr oft Patienten mit Fruktose- und/oder Laktoseintoleranz gehören) genügt, die tägliche Glutenaufnahme stark einzuschränken. Eine glutenarme Ernährung ist also völlig ausreichend.

Was ist Gluten?

Gluten ist ein Sammelbegriff für die Klebereiweiße im Weizen. Klebereiweiße sind die Bestandteile im Mehlkörper des Korns, die dem Brotgetreide seine Backfähigkeit geben.

Alle Brotgetreidearten enthalten solche Klebereiweiße. Allerdings in unterschiedlichen Mengen und auch die Eiweißbestandteile der verschiedenen Getreidesorten unterscheiden sich. Sie werden in Albumine, Globuline, Prolamine und Gluteline unterteilt. In den verschiedenen Getreidesorten haben die Prolamine und Gluteline wiederum unterschiedliche chemische Eigenschaften und werden deshalb auch unterschiedlich bezeichnet (siehe Tabelle).

Eiweißbestandteile in verschiedenen Getreidesorten (modifiziert nach Berlitz et al. 2001).

Getreideart	Albumin	Globulin	Prolamin	Glutelin
Weizen	Leukosin	Edestin	Gliadin	Glutenin
Roggen			Secalin	Secalinin
Gerste			Hordein	Hordenin
Hafer			Avenin	Avenalin
Mais			Zein	Zeanin
Hirse			Kafirin	
Reis			Oryzin	Oryzenin

Die farbig markierten Getreidearten bzw. Eiweißbestandteile sind bei Glutenempfindlichkeit nicht als Nahrungsmittel geeignet.

Als besonders problematisch haben sich die Prolamine des Weizens – also die Gliadine – erwiesen. (Innerhalb der Gliadinfraktion unterscheidet man noch α-Gliadin, γ-Gliadin und mehrere ω-Gliadine.) Die in der Tabelle genannten Eiweißbestandteile von Roggen, Gerste und zum Teil auch Hafer sind bei Glutenempfindlichkeit schlecht verträglich. Einige wenige Menschen vertragen auch Mais nicht.

Warum macht Gluten heute mehr Probleme als früher?

Die Antwort darauf ist einfach: Weil wir noch nie in der Geschichte der Menschheit derart große Glutenmengen in unserer Nahrung vorgefunden haben. Die Zahlen sprechen für sich: Die weltweite Getreideproduktion hat von 780 Millionen Tonnen im Jahr 1956 auf 2050 Millionen Tonnen im Jahr 1996 zugenommen (Berlitz et al. 2001), das heißt, sie hat sich in 40 Jahren fast verdreifacht. In dieser Zeit ist der Anteil des Weizens an der Weltgetreideproduktion beständig gewachsen, und es wurden ständig neue Weizensorten mit noch höherem Glutengehalt gezüchtet. Das bedeutet, dass wir alle in den letzten Jahrzehnten unbemerkt immer mehr Gluten mit der Nahrung aufgenommen haben. Der Konsum von Backwaren ist zwar seit dem Jahr 2000 leicht zurückgegangen, auf die Häufigkeit der glutenbedingten Erkrankungen wirkt sich das derzeit aber offenbar noch nicht aus. Und der Glutengehalt des Mehls nimmt weiter zu.

Selbst wenn man sich ausschließlich von Bioprodukten ernährt oder das Getreide im eigenen Garten anbaut, kann man dieser Entwicklung nicht mehr entkommen, da es mittlerweile fast keine ursprünglichen, glutenarmen Getreidesorten als Saatgut mehr zu kaufen gibt. Diese Entwicklung hat wirtschaftliche Gründe und ist auch auf unser Konsumverhalten zurückzuführen: Wir lieben es, frisches Brot zu essen, welches locker und knusprig ist. Niemand möchte Brot oder Kuchen, die »pappig« oder »sitzengeblieben« sind. Damit die Backwaren schön »luftig« werden, muss das verwendete Mehl einen hohen Glutenanteil haben. Oft wird den Mehlmischungen sogar noch reines Gluten in Pulverform zugesetzt. Gluten kleidet nämlich die Bläschen, die die Backtriebmittel im Brot erzeugen, mit einer Eiweißhülle aus und stabilisiert sie so. So hat unser Wunsch nach höheren Gaumenfreuden eine Entwicklung in Gang gesetzt, die sich nicht mehr aufhalten lässt. Dass man damit auch mehr Geld verdienen kann,

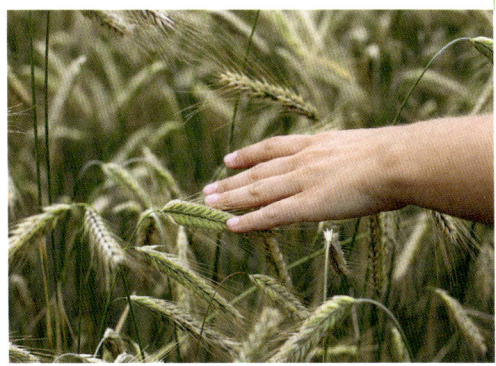

▲ Die Getreidesorten werden immer glutenhaltiger, das macht die Backwaren »schön luftig« – aber leider auch unverträglich für viele Menschen.

hat den Trend lediglich verstärkt. Offenbar hat immer noch niemand gemerkt, dass das Gluten im Weizen und in anderen Getreidearten für sehr viele gesundheitliche Probleme verantwortlich ist. Warum sonst geht die Entwicklung weiterhin ungebremst in Richtung immer glutenhaltigerer Getreidesorten?

Zöliakie – wenn Gliadin krank macht

Am besten bekannt ist die schädigende Wirkung von Gluten bei Patienten mit Zöliakie. Auch wenn der genaue Mechanismus der Krankheitsentstehung noch umstritten ist, wird doch die krankmachende Wirkung des Gliadins inzwischen allgemein anerkannt. Wir wissen, dass der Glutenbestandteil Gliadin in der Dünndarmschleimhaut immunologische Reaktionen auslöst, die zu einer chroni-

schen Entzündung und zur Schädigung der Schleimhaut führen. Im Lauf der Zeit bilden sich die Darmzotten zurück, damit wird die Resorptionsfläche kleiner und es tritt ein Mangel an Verdauungsenzymen, z. B. der Milchzucker spaltenden Laktase, ein. Deshalb leiden Zöliakiepatienten – solange sie unbehandelt sind – fast immer auch unter Laktoseintoleranz. Mit der Zeit treten aber auch zahlreiche andere

WISSEN

Ist Dinkel besser verträglich?

Immerhin ist einigen Menschen aufgefallen, dass Dinkel von empfindlichen Personen besser vertragen wird. Dies hat dazu geführt, dass Dinkel in Reformhäusern gut und teuer verkauft werden kann. Dinkel ist aber nichts anderes als glutenarmer Weizen – nämlich Urweizen – so wie er eben früher war. Wenn man aus Dinkelmehl Brot backen möchte, stellt man allerdings rasch fest, dass es nicht so gut gelingt und nicht so luftig wird. Die Industrie hat darauf reagiert und verkauft schon Mehlmischungen für Dinkelbrot, denen Gluten oder andere Backtriebmittel zugesetzt wurden (siehe S. 89). Gentechnik-Firmen wollen nachziehen und arbeiten bereits an einem »glutenreichen Dinkel«, der dann zu noch höheren Preisen verkauft werden kann. Auch an mit Gluten angereichertem Reis wird gearbeitet – eine Entwicklung, die mir besonders gefährlich erscheint, weil Reis bis dato noch zu den verträglichsten Kohlenhydratquellen überhaupt gehört. Sollten tatsächlich glutenhaltige Reissorten auf den Markt kommen, muss mit einem explosionsartigen Zuwachs von Nahrungsmittelunverträglichkeiten gerechnet werden.

Mangelerscheinungen auf, da durch die verminderte Resorptionsfläche schließlich fast alle Nahrungsmittelbestandteile schlechter resorbiert werden, angefangen von Spurenelementen, wie z. B. Eisen, bis zu Makronährstoffen (Fette, Eiweiße, Kohlenhydrate) und Vitaminen, wobei hier die fettlöslichen Vitamine (A, D, E und K) am stärksten betroffen sind.

Vor einigen Jahren galt die Zöliakie noch als typische Kinderkrankheit und wurde nur bei etwa einem von 1000 Einwohnern diagnostiziert. Heute wird die Diagnose Zöliakie bei etwa 5–10 von 1000 Einwohnern und häufig auch bei Erwachsenen gestellt. Die rasante Zunahme der Erkrankungszahlen ist wahrscheinlich auf die höheren Glutengehalte der neueren Weizensorten zurückzuführen.

Beschwerden bei Zöliakie

Bei der Zöliakie sind die Symptome sehr unterschiedlich. Manche Patienten weisen kaum Symptome auf bzw. haben keine Beschwerden, die sie als solche wahrnehmen (sogenannte »stille Zöliakie«). Anderseits gibt es Verlaufsformen, bei denen Kinder unter schwersten Gedeihstörungen leiden und Erwachsene alle Symptome eines Malabsorptionssyndroms haben, das heißt viele Nahrungsstoffe nicht aus dem Darm in den Körper aufnehmen können. Die Erfahrungen mit meinen Patienten zeigen aber, dass keineswegs nur Verdauungsbeschwerden wie Reizdarmsyndrom, Bauchschmerzen, Durchfall und/oder Verstopfung auftreten, sondern auch Beschwerden, die man normalerweise nicht mit der Nahrung in Zusammenhang bringt, zum Beispiel Müdigkeit und Konzentrationsstörungen nach dem Essen, Depressionen, Bewegungsstörungen (Koordinationsstörungen wie z. B. Stolpern), Unfruchtbarkeit und Infektanfälligkeit. Die Symptome, die bei einer Zöliakie vorkommen können, sind in der Tabelle auf S. 60 zusammengefasst.

Wie wird Zöliakie diagnostiziert?

Durchschnittlich dauert es zehn Jahre, bis bei einem Erwachsenen die Diagnose »Zöliakie« gestellt wird. Die meisten Ärzte kennen zwar das Krankheitsbild, halten es aber immer noch für eine ausschließlich bei Kindern vorkommende Erkrankung. Bei Kindern wird die Diagnose »Zöliakie« in der Regel sehr viel rascher gestellt. Das ist einerseits darauf zurückzuführen, dass bei Kindern mit Gedeihstörungen und/oder chronischem Durchfall die Abklärung einer Zöliakie zur Routinediagnostik gehört. Außerdem ist die Zöliakie als typische »Kinderkrankheit« den Kinderärzten sehr gut bekannt.

Wenn Sie aufgrund Ihrer Alltagserfahrungen oder nach der Durchführung des Glutenentlastungstests (siehe S. 30) den Verdacht hegen, dass Sie an Zöliakie leiden, sollten Sie unbedingt einen Facharzt für Magen-Darm-Erkrankungen (Gastroenterologe) aufsuchen. Zöliakie kann einerseits mit Antikörperbestimmungen im Blut, andererseits anhand von Gewebsproben aus dem Dünndarm nachgewiesen werden. Idealerweise führt Ihr Arzt beide Untersuchungen durch. Dabei ist es wichtig zu wissen, dass eine vorangegangene glutenfreie Diät (z. B. Ihr Selbsttest) die Diagnose verschleiern, ja sogar unmöglich machen kann.

Die genannten Untersuchungen sollten deshalb unbedingt nach einer mindestens vierwöchigen Glutenbelastung erfolgen, da subtile Zöliakieformen sonst womöglich nicht erfasst werden. (Unter Gluten-

Zöliakie: Symptome und Folgekrankheiten.

Zöliakie bei Kindern	vor allem Gedeihstörungen, das heißt mangelnde Gewichts- und Größenzunahme
	Auch wenn Kinder ab dem Beginn der Zufütterung viel weinen und schreien, sollte man immer an Zöliakie denken.
Zöliakie bei Erwachsenen	Blähungen
	Durchfall, aber (selten) auch Verstopfung
	fettige und schmierige Stühle
	Bauchschmerzen
	Blutarmut (Anämie), oft kombiniert mit einem Eisenmangel
	Aphthen im Mund, aber auch im gesamten Verdauungstrakt
	Gewichtsverlust, (selten) aber auch Übergewicht, da wegen der Resorptionsstörung oft kalorienreicher gegessen wird
	Müdigkeit, Leistungsabfall
	Kopfschmerzen
	neuropsychiatrische Symptome (Depressionen, Gereiztheit, Konzentrationsstörungen, Koordinationsstörungen wie häufiges Stolpern, Ataxie etc.)
Krankheiten, die bei Zöliakie gehäuft vorkommen	Fruchtbarkeitsstörungen, Fehlgeburten (vor allem in den ersten 12 Schwangerschaftswochen)
	IgA-Mangel (und damit erhöhte Anfälligkeit für Infekte des Darmtraktes)
	Osteoporose und Osteomalazie (durch Vitamin-D-Mangel)
	Kardiomyopathie (Herzmuskelerkrankung)
	Diabetes mellitus Typ 1
	Sjögren-Syndrom (trockene Schleimhäute von Mund, Augen, Nase, Vagina etc.)
	Schilddrüsenerkrankungen (Autoimmunthyreoiditis, z. B. Hashimoto-Thyreoiditis)
	neuropsychiatrische Erkrankungen (Depressionen, Schizophrenie)
Folgekrankheiten bei Zöliakie	kollagene Kolitis (chronische Entzündung des Dickdarms)
	intestinale Lymphome
	Krebserkrankungen (Darm, Speiseröhre etc.)

belastung versteht man eine glutenhaltige Kost, bei der täglich ca. 15 Gramm Gluten gegessen werden. Das entspricht der Summe des Glutengehalts von zwei Semmeln, zwei dicken Scheiben Brot und 200 Gramm gekochten Teigwaren.) Oft vermeiden auch Menschen mit einer latenten Zöliakie unbewusst glutenhaltige Nahrungsmittel, weil sie bemerken, dass ihnen diese Nahrungsmittel nicht guttun. Durch diese Vermeidungsstrategie kommt es zur teilweisen Ausheilung und der Arzt kann die Diagnose »Zöliakie« nicht mehr mit ausreichender Sicherheit stellen. Ganz nach dem Motto »im Zweifel für den Angeklagten« wird dann trotz minimaler Schleimhautveränderungen, die eigentlich einer Zöliakie zugeordnet werden müssten, die Diagnose »in den Grenzen der Norm« gestellt.

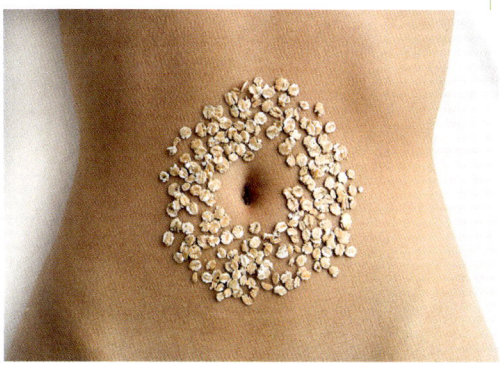

▲ Bei Erwachsenen dauert es oft jahrelang, bis die Diagnose Zöliakie gestellt wird.

Antikörperbestimmungen

Bei Zöliakie-Verdacht sollten folgende Antikörperbestimmungen durchgeführt werden:
- Retikulin-Antikörper (RETAK)
- endomysiale Antikörper (EMA)
- Transglutaminase-Antikörper (TTG) vom IgA- und IgG-Typ (TTG-IgA, TTG-IgG)
- eventuell: Gliadin-IgA-Antikörper (GLIADA) und/oder Gliadin-IgG-Antikörper (GLIADG), wobei diese Antikörper in manchen Zentren nicht mehr bestimmt werden, da die neueren Antikörper-Bestimmungen (TTG und EMA) eine viel höhere Aussagekraft haben.

Von diesen Untersuchungen haben die Transglutaminase-Antikörper (TTG) und die endomysialen Antikörper (EMA) die höchste Aussagekraft für die Diagnose der Zöliakie. Gliadin-Antikörper haben nur dann eine hohe Aussagekraft, wenn sie vom IgA-Typ sind. Leider sind Patienten mit Zöliakie oft auch nicht in der Lage, genügend IgA-Antikörper zu bilden. Das kann manchmal der Grund für Fehldiagnosen oder übersehene Formen einer Zöliakie sein. Aus diesem Grund sollten gleichzeitig mit den Antikörper-Bestimmungen immer auch IgA-Immunglobuline bestimmt werden. Denn wenn ein IgA-Mangel nachgewiesen wird, ist ein negativer Antikörpertiter (Gliadin-, Retikulin-, Transglutaminase- und endomysiale Antikörper) nicht aussagekräftig!

Seit kurzem kann man auch die Antikörper gegen deamidiertes Gliadin bestimmen. Diese Antikörper sind möglicherweise noch sensitiver als die TTG-Antikörper und können auch TTG-negative Zöliakieformen erfassen. Nach meiner Erfahrung erlauben alle TTG-Antikörpertiter, die

WISSEN

Die stumme und die latente Zöliakie

Neben der klassischen Form der Zöliakie (= Vollbild der Erkrankung) gibt es noch zwei weitere Formen, die vor allem im Erwachsenenalter häufig sind.

Bei der stummen Zöliakie findet der Arzt Veränderungen der Dünndarmschleimhaut und zöliakiespezifische Antikörper im Serum. Die Patienten berichten jedoch über (fast) keine Verdauungsbeschwerden, sodass diese Form der Zöliakie meistens sehr spät diagnostiziert wird. Die latente Zöliakie äußert sich mit Symptomen, wie sie in der Übersicht auf S. 60 angeführt sind. Meist stehen Verdauungsbeschwerden im Vordergrund. Die Untersuchung der Gewebsproben er-gibt bei dieser Form der Zöliakie nur eine unvollständige Zerstörung (inkomplette Atrophie) der Darmzotten, und oft werden keine eindeutig positiven Antikörper gefunden. Nach glutenfreier Diät kommt es aber zu einer Rückbildung der Darmzottenatrophie und zu einer deutlichen Besserung der Beschwerden.

Gerade bei dieser Form der Zöliakie sowie bei Zöliakievorstufen ist die Auszählung der sogenannten intraepithelialen Lymphozyten (= IEL) von besonderer Bedeutung. Eine nachträgliche Auswertung (Nachbefundung) ist auch bei Gewebsproben möglich, die schon vor langer Zeit entnommen wurden.

nicht unterhalb der Nachweisgrenze liegen (also nicht null sind), von einem Verdacht auf Zöliakie zu sprechen. Man sieht immer wieder Patienten, die TTG-Antikörpertiter im »Normalbereich« aufweisen und die dennoch mit einer glutenfreien Diät eine dramatische Besserung ihrer Beschwerden erleben. Möglicherweise gibt es hier Vorstufen von Zöliakie-Erkrankungen (prälatente Zöliakie), die bisher noch nicht beschrieben wurden.

Gewebsentnahme

Die Darmspiegelung mit endoskopischer Entnahme von Gewebsproben aus dem Dünndarm ist nach wie vor der Goldstandard bei der Diagnose einer Zöliakie. Oft ist es notwendig, den durchführenden Arzt zu bitten, auch dann mindestens vier Biopsien aus dem Dünndarm zu entnehmen, wenn die Dünndarmschleimhaut auf den ersten Blick »schön« aussieht. In diesem Fall sind die endoskopierenden Ärzte nämlich wenig geneigt, Gewebsproben zu entnehmen, und schon gar nicht gleich vier auf einmal.

Bei der feingeweblichen Untersuchung (Histologie) sieht man – wenn tatsächlich eine Zöliakie vorliegt – eine mehr oder weniger ausgeprägte Zerstörung der Dünndarmzotten (Zottenatrophie) und eine erhöhte Zahl von Entzündungszellen, den sogenannten intraepithelialen Lymphozyten (IEL). Damit Hinweise auf eine eventuell nur schwach ausgeprägte Entzündung nicht übersehen werden, muss der endoskopierende Arzt außerdem beim Einschicken der Gewebsproben explizit die Auszählung der intraepithelialen Lymphozyten (IEL) verlangen, da der untersuchende Pathologe erfahrungsgemäß nur dann die mühsame Auszählung auf sich nimmt, wenn die Anzahl der IEL eindeutig erhöht ist. Nur so lässt sich auch eine subtile entzündliche Veränderung der Dünndarmschleimhaut erkennen, wenn nicht das Vollbild einer Zöliakie vorliegt.

Wichtig: Erst wenn alle Zöliakieformen mit ausreichender Sicherheit ausgeschlossen wurden, sollte man dazu übergehen, andere Formen der Getreideunverträglichkeit, wie etwa das glutensensitive Reizdarmsyndrom, Allergien gegen Getreidebestandteile oder die anderen in diesem Buch beschriebenen Formen von getreidebedingten Erkrankungen auszutesten.

Wie wird eine Zöliakie behandelt?

Die Therapie der Zöliakie ist bisher am besten untersucht und besteht darin, die Glutenaufnahme auf weniger als 10 Milligramm pro Tag zu reduzieren (Österr. Arbeitsgem. Zöliakie 2003). Dies entspricht einer glutenfreien Diät. Eine Zusammenfassung häufiger glutenhaltiger Nahrungsmittel und Ersatzmöglichkeiten finden Sie in der Tabelle auf S. 31. Mit dieser Maßnahme werden die meisten, aber nicht alle Betroffenen nach wenigen Wochen beschwerdefrei (Kelly et al. 1990). Eine glu-

tenfreie Diät ist in der Regel sehr schwer einzuhalten, sodass im Falle einer echten Zöliakie in der Regel mehrere Diätberatungen bei speziell dafür geschulten Diätologen unerlässlich sind. Zur Zöliakie gibt es viele Patientenratgeber, Kochbücher und Einkaufsführer, in denen Sie ausführlichere Tabellen und Hinweise auf Ersatzprodukte finden, wenn sich die Diagnose bei Ihnen bestätigen sollte (siehe Service). Auch der Besuch einer entsprechenden Selbsthilfegruppe hat sich oft bewährt.

Und wenn es nicht besser wird?

Einige wenige Zöliakie-Patienten, die sogenannten »Non-Responder«, haben trotz strikter Glutenbeschränkung weiterhin Beschwerden. Wenn Sie dazu gehören, prüfen Sie, inwieweit die folgenden Punkte auf Sie zutreffen:

1. Diätfehler

Suchen Sie zunächst nach möglichen Diätfehlern und lassen Sie sich dabei (mehrmals) von spezialisierten Diätberatern unterstützen. Die Erfahrung zeigt, dass auch bei gewissenhafter Einhaltung der Diät immer wieder unbewusst Fehler gemacht werden.

2. Extreme Glutenempfindlichkeit

Für einzelne Zöliakie-Patienten ist das Limit von 10 Milligramm Gluten pro Tag schon zu hoch angesetzt, sie dürfen also wirklich gar kein Gluten zu sich nehmen. In solchen Fällen genügt unter Umständen bereits die Lagerung von glutenfreiem Brot neben normalem glutenhaltigem Brot (welches oft mit Mehl bestaubt wird), dass die dabei auftretende Kontamination den Therapieerfolg verhindert.

Manche Hersteller von glutenfreien Produkten produzieren neben glutenfreien auch glutenhaltige Lebensmittel. Wenn die Geräte bei der Umstellung der Maschinen unzureichend gereinigt werden, kann es ebenfalls zu Glutenkontamination kommen, die bei manchen empfindlichen Patienten die Therapie zunichte macht. Wenn Sie zu dieser besonders empfindlichen Gruppe von Zöliakie-Patienten gehören, sollten Sie nur Lebensmittel von Herstellern kaufen, die ausschließlich glutenfreie Produkte herstellen. (Die meisten Zöliakie-Selbsthilfegruppen haben Listen solcher Hersteller.)

Ich habe aber auch schon Patienten erlebt, die als »Non-Responder« eingestuft wurden, weil sie am Sonntag zur Kommunion gegangen sind. Schon die Glutenmenge, die in einer Hostie enthalten ist, führt bei Patienten mit Zöliakie zu einem Nichtansprechen der Therapie. Leider hat die katholische Kirche (trotz Anfragen von Selbsthilfegruppen an den Vatikan) kein Verständnis für diese Gruppe von Menschen gezeigt und bislang keine glutenfreien Hostien für die Kommunion zugelassen.

3. Andere Nahrungsmittelunverträglichkeiten

Wenn die Therapie trotz penibler Einhaltung der Diät immer noch nicht greift, der »Non-Responder-Status« also anhält, dann muss weiter abgeklärt werden, ob nicht eine andere Nahrungsmittelunverträglichkeit vorliegt. Dabei sollten insbesondere Laktoseintoleranz, Fruktosemalabsorption und Sorbitintoleranz ausgeschlossen werden. Das geschieht mit H_2-Atemtests (siehe S. 25). Gegebenenfalls muss die Diät entsprechend erweitert werden.

Laktose. Vielen glutenfreien Backwaren wird Laktose (Milchzucker) als Backhilfs-

> ## WISSEN
> ### Glutamat
> Glutamat hat eigentlich nichts mit Gluten zu tun, wird aber oft aus Weizen hergestellt und ist daher sehr oft mit Gluten kontaminiert. Steht also auf einer Packung eine Zahl zwischen E620 und E625, so ist auch darauf zu achten. Manchmal umgehen die Hersteller die Bezeichnung mit der E-Nummer und schreiben »Hefeextrakt« auf die Packung.

mittel zugesetzt, und selbst in industriell hergestellten Fleisch- und Wurstwaren muss man mit einem höheren Laktosegehalt rechnen. Das kann bei manchen Zöliakie-Patienten zu Unverträglichkeitsreaktionen führen.

Sorbit. Das ist ein beliebter Zuckeraustauschstoff, doch etwa 80 Prozent der Normalbevölkerung und auch etwa 80 Prozent der Zöliaken vertragen ihn nicht.

Lektine. Leider verwenden die Hersteller von glutenfreien Produkten sehr häufig Eiweißersatz aus Erbsen, Milch, Soja etc. Diese Produkte können bei Zöliakie-Patienten durch ihren Lektingehalt oder aber durch Kreuzreaktionen bei Allergien die Ausheilung der Darmschleimhaut verhindern und damit zu einer sogenannten therapierefraktären Zöliakie führen (siehe auch S. 70).

Lupinenmehl. Lupinenmehl wird häufig als Weizenmehlersatz in glutenfreien Produkten verwendet. Dabei besteht eine starke Kreuzreaktivität zu Erdnussallergenen. Ich habe schon mehrfach Patienten erlebt, die ihre glutenfreie Diät konsequent einhielten und ihre Erdnussallergie (vor allem gegen Ara h1) nie mit Lupinenmehl in Zusammenhang brachten. Diesen Menschen ging es immer schlechter, je strenger sie ihre glutenfreie Diät eingehalten haben.

Maismehl. Man sieht immer mehr Zöliakie-Patienten, die offenbar auch eine Unverträglichkeit von Zein aufweisen. Zein ist ein Prolamin, das im Mais und damit auch in Polenta und Maismehl vorkommt.

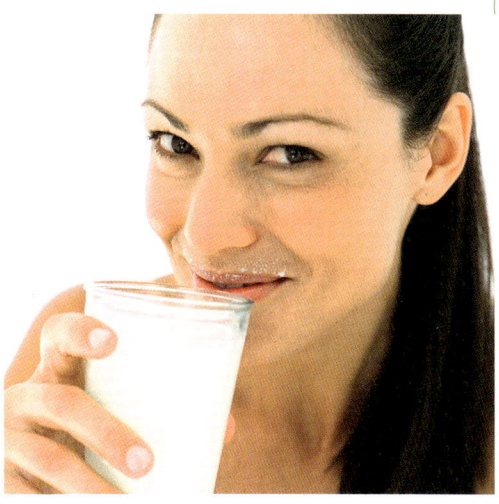

▲ Verursacht ein Glas Milch bei Ihnen Verdauungsbeschwerden? Dann liegt möglicherweise eine Laktoseintoleranz vor.

Möglicherweise liegt bei manchen Zöliakie-Patienten überhaupt eine Empfindlichkeit für mehrere Prolamine vor. Prolamine kommen aber in allen Getreidearten vor: Gliadin im Weizen, Secalin im Roggen, Hordein in der Gerste, Avenin im Hafer, Zein im Mais, Panicin in der Hirse, Orzenin im Reis. Gegen jeden dieser Bestandteile kann eine Überempfindlichkeit auftreten, wobei die eigene klinische Erfahrung zeigt, dass Hirse und Reis die am besten verträglichen Kohlenhydratquellen darstellen (sofern sie nicht schon von Gentechnikern verändert worden sind!).

Transglutaminase. Transglutaminase ist ein Enzym, welches immer öfter in Fleischwaren eingesetzt wird und in fast allen Wurstwaren vorkommt. Die Lebensmittelhersteller verwenden dieses Enzym, um die Schnittfläche von Wurstwaren ansehnlicher zu machen: Mit Transglutaminase behandelte Wurst hat eine viel glattere Schnittfläche als eine Wurst, die nicht damit behandelt wurde. Wölbt sich die Schnittfläche einer Wurst nach dem Abschneiden vor, ist das ein gutes Zeichen, da hier offenbar keine Transglutaminase-Behandlung stattgefunden hat. Antikörper gegen Transglutaminase spielen bei der Entstehung der Zöliakie eine wesentliche Rolle, und es ist bisher noch nicht bekannt, ob nur die körpereigene Transglutaminase immunogen ist oder auch die vom Lebensmittelhersteller zugefügte. Solange diese Frage nicht geklärt ist, sollten »Non-Responder« auch transglutaminasehaltige Nahrungsmittel (vor allem Wurst- und industriell bearbeitete Fleischwaren) vermeiden.

Carragen. Dieser aus Algen oder Irisch Moos gewonnene Pflanzengummi führt zu Schädigungen der Darmwand, die unabhängig davon auftreten, ob eine Zöliakie vorliegt oder nicht. Carragen (E 407) wird häufig anstelle von Gelatine als Verdickungsmittel (z. B. in Joghurt) verwendet, in Schlagsahne soll es das Aufrahmen verhindern und auch in Eis und vielen cremigen Frischkäsesorten ist es enthalten.

4. Andere Darmerkrankungen

Schließlich findet man als Komplikation der Zöliakie noch chronische Dickdarmentzündungen (mikroskopische oder kollagene Kolitis), die nur mittels Koloskopie und Entnahme einer Gewebsprobe diag-

nostiziert werden können. Diese Krankheiten bedürfen zusätzlich zur Diät einer medikamentösen Therapie. Auch chronische entzündliche Darmerkrankungen wie Morbus Crohn können bei Patienten mit Zöliakie vorkommen und werden oft übersehen, weil »sowieso schon alles untersucht wurde«.

Wenn nach 3–6 Monaten glutenfreier Ernährung keine eindeutige klinische Besserung eingetreten ist – Normalisierung des Stuhls und der Zottenarchitektur (die endoskopisch nachzuweisen ist), Normalisierung der Resorptionsleistung (die mit einem Atemtest nachgewiesen werden kann) –, dann sollten Sie sich unbedingt auf zusätzliche Nahrungsmittelunverträglichkeiten oder andere Darmerkrankungen untersuchen lassen.

Steckbrief Zöliakie (beim Erwachsenen)

Häufige Symptome: Blähungen, Durchfall, fettige und schmierige Stühle, Bauchschmerzen, Blutarmut (vor allem Eisenmangelanämie), Aphthen, Gewichtsverlust, Müdigkeit, Kopfschmerzen, Depressionen, Gereiztheit, Konzentrationsstörungen, Koordinationsstörungen

Diagnosemöglichkeiten:
- Antikörperbestimmung
- Darmspiegelung mit Entnahme von Gewebsproben

Maßnahmen zur Beseitigung der Beschwerden: glutenfreie Ernährung

Glutensensitives Reizdarmsyndrom

Neben dem bekannten und allgemein akzeptierten Krankheitsbild der Zöliakie gibt es einen ungleich höheren Bevölkerungsanteil mit Beschwerden verschiedenster Art (meistens lautet die Diagnose »Reizdarm«, und daran sollen in einigen Regionen Europas bis zu 25 Prozent der Bevölkerung leiden), die nach einer Reduktion von Gluten in ihrer Ernährung eine dramatische Besserung ihrer Beschwerden erreichen. Der Zusammenhang zwischen Glutenreduktion und Verbesserung des Gesundheitszustands ist so offenkundig, dass ich für diese Patientengruppe die Diagnose »glutensensitives Reizdarmsyndrom ohne Vorliegen einer Zöliakie« geprägt habe, auch wenn der genaue Wirkmechanismus noch im Dunkeln liegt. In der Schulmedizin existiert die Diagnose »glutensensitives Reizdarmsyndrom« nicht, erkennbar daran, dass diese Diagnose weder im ICD-10 Code (= Internationales Diagnoseverzeichnis) noch in anderen Diagnoseschlüsseln vorkommt. Aus schulmedizinischer Sicht ist demnach die Diagnose »glutensensitives Reizdarmsyndrom« (noch) inkorrekt.

Diagnosemöglichkeiten

Beim glutensensitiven Reizdarmsyndrom beschränken sich die Symptome auf Reizdarmsymptomatik: Durchfall, evtl. abwechselnd mit Verstopfung, Schmerzen, Blähungen etc. Die Beschwerden treten vor allem nach dem Verzehr von Brot auf,

Teigwaren werden interessanterweise oft besser vertragen. Wenn Sie unter einem oder mehreren der genannten Symptome leiden, kann es sich lohnen, einen Auslassversuch zu machen, sofern Sie das nicht schon getan haben. Das ist auch und gerade dann sinnvoll, wenn man Sie schon ohne Ergebnis auf Zöliakie untersucht hat. Mangelerscheinungen sind bei diesem Test nicht zu befürchten, andererseits werden Sie womöglich überrascht sein, wie sich Ihre Lebensqualität verbessert.

Mit dem Glutenentlastungstest können Sie selbst ermitteln, ob Ihre Beschwerden vom Gluten in der Nahrung hervorgerufen werden oder nicht. Dabei dokumentieren

▼ Vielen Menschen geht es deutlich besser, wenn sie ihren Glutenkonsum reduzieren, obwohl sie keine echte Zöliakie haben.

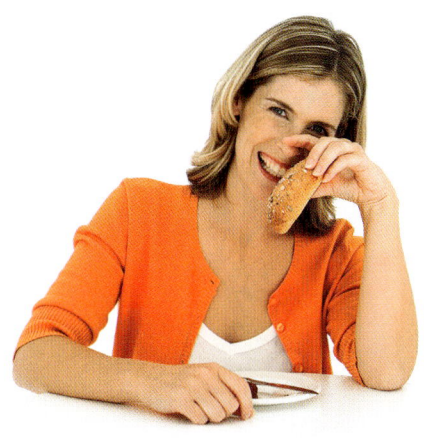

und bewerten Sie die Symptome, die möglicherweise auf das Gluten in der Nahrung zurückgehen, während eines zwei- bis vierwöchigen Zeitraums – einmal mit Gluten (Belastung) und einmal unter Glutenentzug. Der Selbsttest ist auf S. 30 beschrieben. Es ist zu beachten, dass auch dieser Test nicht der anerkannten schulmedizinischen Versorgung entspricht.

Gibt es eine genetische Komponente?

Möglicherweise gibt es eine erbliche Komponente, denn manchmal haben Patienten mit glutensensitivem Reizdarmsyndrom Zöliakie-Erkrankte in der Verwandtschaft.

WISSEN

HLA-Typisierungen

HLA-Typisierungen werden meistens in Laboratorien von Blutbanken vorgenommen. Leider sind diese Untersuchungen ziemlich teuer. Die Kosten für auf Zöliakie bezogene HLA-Bestimmungen HLA-DQ2 (DQA1*0501/DQB1*0201) und HLA-DQ8 (DQA1*0301/DQB1*0302) belaufen sich auf mehrere Hundert Euro, doch sie werden von manchen Krankenkassen übernommen. Es ist zu beachten, dass der neue 4-stellige HLA-Code bestimmt werden muss. Vor einer solchen Bestimmung sollte man deshalb immer fragen, ob die genannten vierstelligen HLA-Loci überhaupt bestimmt werden können.

Auch bestimmte, für Zöliakie typische, genetische Marker (HLA) kommen häufig in heterozygoter Form vor (siehe Kasten auf S. 69), woraus geschlossen werden kann, dass es sich vielleicht doch um eine zöliakieähnliche Erkrankung handelt.

Dafür spricht auch der Umstand, dass die zöliakiespezifischen Antikörper bei den glutensensitiven Reizdarmpatienten oft gerade noch im Normbereich, aber eben nicht unter der Nachweisgrenze liegen, was bedeutet, dass doch ein paar Antikörper gegen Gliadin vorhanden sind. Solche Befunde werden von der Schulmedizin in der Regel als »Normalbefund« gewertet – wahrscheinlich weil diese Befundkonstellation relativ oft vorkommt und man nicht alle Betroffenen zu Kranken machen möchte. Umgekehrt entgehen damit manche Patienten einer hilfreichen Therapie, weil diese zöliakieähnlichen Erkrankungen oder Vorstufen der Zöliakie nicht als solche (an)erkannt werden.

Behandlung

Beim glutensensitiven Reizdarmsyndrom hängen die Beschwerden von der Menge des zugeführten Glutens ab. Meist reicht es daher aus, die Glutenzufuhr deutlich zu reduzieren, das heißt eine glutenarme Ernährung anzustreben. Bei der traditionellen Brotherstellung mit Natursauerteig wird Gluten in hohem Ausmaß abgebaut, sodass Brot, welches auf diese Art hergestellt wurde (zum Beispiel reines Roggenbrot) besser verträglich sein kann. Es ist jedoch zu beachten, dass bei Sauerteig große

Qualitätsunterschiede bestehen und in der großindustriellen Brotherstellung meist Sauerteigersatz (»Kunstsauer«) verwendet wird. Teigwaren werden in der Regel von dieser Patientengruppe besser vertragen als Brot, sollten aber auch nicht in größeren Mengen gegessen werden. Am besten tasten Sie sich vorsichtig an Ihre persönliche Glutenverträglichkeitsschwelle heran.

Steckbrief glutensensitives Reizdarmsyndrom

Häufige Symptome: Durchfall, manchmal abwechselnd mit Verstopfung, Schmerzen, Blähungen, Reizbarkeit und Stimmungsschwankungen

Mögliche Diagnoseverfahren:
- Glutenentlastungstest (siehe S. 30)
- eventuell Bestimmung von HLA-Loci (s. Seite 68)
- eventuell Bestimmung von zöliakiespezifischen Antikörpern

Maßnahmen zur Beseitigung der Beschwerden: glutenhaltige Nahrungsmittel weitgehend vermeiden (anders als bei der Zöliakie ist es nicht nötig, Gluten vollkommen zu vermeiden)

WISSEN

Was bedeutet homo- bzw. heterozygot?

In unserem Erbgut liegen alle Informationen doppelt vor, da wir je einen Chromosomensatz von unserem Vater und unserer Mutter erben. Die Informationen sind dann zwar doppelt vorhanden, aber nicht zwangsläufig deckungsgleich, da Mutter und Vater unterschiedliche Informationseinheiten (Gene) vererben können. Diese Genvarianten nennt man Allele. Sind in einem Organismus die beiden Allele für ein Gen gleich, spricht man von Homozygotie, sind sie verschieden, werden sie als heterozygot bezeichnet.

Manche Eigenschaften werden nur dann ausgeprägt, wenn die beiden Allele gleich sind, bei anderen reicht eines aus, um die Eigenschaft zum Vorschein zu bringen. Die Eigenschaften vom ersten Typ nennt man »rezessiv«, da sie manchmal nur im Verborgenen vorhanden sind, der zweite Typ heißt »dominant«, weil sich die Eigenschaft auch mit nur einem Allel durchsetzt. Es könnte nun sein, dass Zöliakie auf einem rezessiven Erbgang beruht. Dann würde sie nur dann mit allen ihren typischen Merkmalen in Erscheinung treten, wenn beide Allele die entsprechende »Krankheitsinformation« tragen. In einem Körper mit nur einem dieser Allele könnte die »halbe« Information wirken, also ohne dass die Erkrankung in vollem Umfang auftritt. Dies wäre möglicherweise eine Erklärung für die oben beschriebenen Beobachtungen zum glutensensitiven Reizdarmsyndrom.

Und wenn es nicht Gluten ist?

Gluten ist zwar für den überwiegenden Teil der Getreideunverträglichkeiten verantwortlich, aber nicht für alle. Die anderen infrage kommenden Bestandteile aus Mehlkörper und Aleuronschicht können auf ganz unterschiedliche Weise Beschwerden hervorrufen.

Nachdem die Randschichten des Korns entfernt wurden, bleibt der Mehlkörper übrig (siehe Abbildung auf S. 23. Der Mehlkörper besteht zum überwiegenden Teil aus Stärkekörnchen, zwischen denen sich das Klebereiweiß (Gluten) befindet, das für die Backfähigkeit des Mehls eine entscheidende Rolle spielt.

Die äußere Hülle des Mehlkörpers bildet die sogenannte Aleuronschicht. Sie enthält Fett und Eiweiß als Reservestoffe für den Keimling. Je nach Mahlprozess kann die Aleuronschicht im Mehl vorhanden oder mit den Randschichten entfernt worden sein.

Als Ursache einer Unverträglichkeit von Getreideprodukten kommen außer Gluten auch

- Weizenkeimlektin (siehe unten)
- Enzymmangel (siehe S. 73) und
- Allergien gegen Getreidebestandteile (siehe S. 80)

infrage. Die dafür verantwortlichen Substanzen befinden sich im Mehlkörper oder in der Aleuronschicht.

Unverträglichkeit von Weizenkeimlektin

Lektine sind Substanzen, die sowohl von Pflanzen als auch von Tieren und Mikroorganismen gebildet werden. Sie dienen der Erkennung und der Anhaftung (Adhäsion) von Zellen; mit ihrer Hilfe können Zellen agglutinieren, das heißt miteinander verkleben. Zum Beispiel heften sich so Krankheitserreger an Wirtszellen, in die sie eindringen wollen. Pflanzen bilden Lektine unter anderem als Abwehrstoffe, mit de-nen sie bei Fraßfeinden die Verdauung stören oder stoppen. Vor allem in der Familie der Hülsenfrüchtler (Leguminosen) kommen reichlich Lektine vor, daher darf man grüne Bohnen beispielsweise nicht roh verzehren. Glücklicherweise verschwindet die giftige Wirkung der hierfür verantwortlichen Lektine beim Kochen des Gemüses. Aber leider werden nicht alle Arten von Lektinen durch Erhitzen zerstört.

Das Weizenkeimlektin (nach der englischen Bezeichnung Wheat Germ Agglutinin als WGA abgekürzt) gehört zu der Gruppe der hitzestabilen Lektine. Es steht im Verdacht, bei der Entstehung von entzündlichen Darmerkrankungen (z. B. Morbus Crohn), Zöliakie und Nahrungsmittelallergien eine wichtige Rolle zu spielen. Wahrscheinlich ist WGA (ebenso wie andere Nahrungsmittellektine) auch an der Entstehung von Magengeschwüren und Gastritis beteiligt, da Lektine unter anderem dazu beitragen, aus Mastzellen Histamin freizusetzen, welches dann zu einer vermehrten Magensäureproduktion führt.

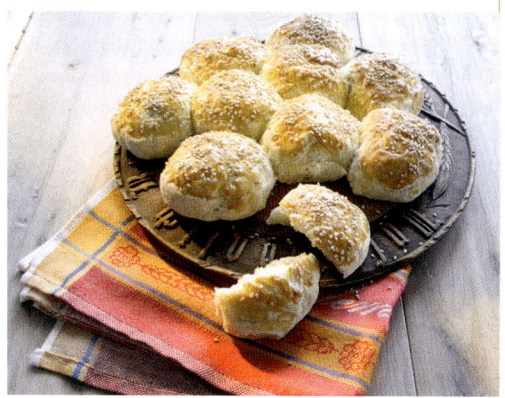

▲ Sind Weißmehlprodukte schlecht verträglich, sitzen die auslösenden Stoffe im Mehlkörper oder in der Aleuronschicht des Getreidekorns.

Mögliche Symptome

Sodbrennen und Magenschmerzen, die etwa eine halbe Stunde nach dem Verzehr von Weißbrot auftreten, können ein Hinweis auf eine WGA-Unverträglickeit sein. Das wiederholte Auftreten von Gastritis, Magen- oder Dünndarmgeschwüren, für die sich keine Ursache finden lässt, kann ebenfalls auf eine WGA-Unverträglichkeit (oder eine andere Lektinunverträglichkeit, z. B. gegen das Sojabohnenlektin) hindeuten. Auch kommt es immer wieder vor, dass bei einer Darmspiegelung zwar eine Darmzottenatrophie festgestellt wird, die der bei einer Zöliakie ähnelt, doch es lassen sich keine zöliakiespezifischen Antikörper finden. Diesen Fällen könnte eine Empfindlichkeit gegenüber Weizenkeimlektin (oder anderen Lektinen) zugrunde liegen.

Die Fähigkeit von Lektinen, sich an die Darmschleimhaut zu heften (und sie damit zu schädigen), ist stark davon abhängig, welche Bakterien, Pilze oder Viren sich gerade im Darm befinden. Manche Mikroorganismen produzieren Stoffe, die die mit dem Essen aufgenommenen Lektine »aggressiver« machen, andere können die Bindung von Lektinen an der Darmschleimhaut abschwächen, was zu einer Verringerung der Lektinwirkung führt. Aufgrund dieser Wechselwirkungen können die Beschwerden durch Weizenkeimlektin sehr unterschiedlich ausfallen und sich auch im Laufe der Zeit verändern.

Behandlung

Wegen der Hitzestabilität bleibt WGA in Weizenbrot erhalten, deshalb vertragen Menschen mit einer WGA-Unverträglichkeit typischerweise kein weizenmehlhaltiges Gebäck (egal ob Weiß- oder Vollkornmehl, Brot oder Kuchen) und auch keine anderen Weizenprodukte wie Nudeln oder Gries. Man muss also auf alle Produkte aus Weizen verzichten. Reines Roggenbrot hingegen macht in diesem Fall keine Proble-

▼ Menschen mit einer Weizenkeimlektin-Unverträglichkeit vertragen keinerlei Weizenprodukte, seien es Backwaren oder Teigwaren.

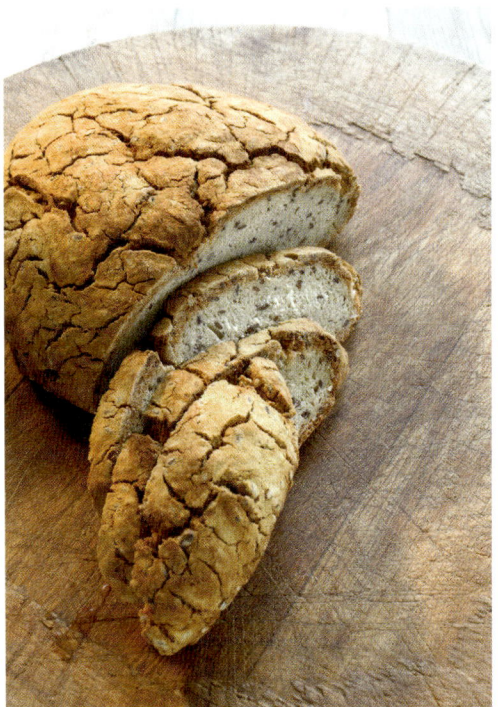

me. Es ist jedoch in Bäckereien oft nur auf Anfrage erhältlich.

Wenn im Selbsttest 2 (siehe S. 39) bei Roggenbrot keine Beschwerden auftreten, könnte es sich um eine WGA-Unverträglichkeit handeln. Bitte beachten Sie, dass gewöhnliches Roggenbrot ca. 10 Prozent Weizenmehl enthalten kann und damit für diesen Test nicht infrage kommt. Backmehlmischungen für Roggenbrot enthalten meist ebenfalls einen gewissen Prozentsatz Weizenmehl. Zudem wird neuerdings oft Sojamehl als Glutenersatz zugefügt, was – wegen der Sojabohnenlektine – bei Empfindlichkeit gegenüber Lektinen ebenfalls problematisch sein kann.

Steckbrief Weizenkeimlektin-Unverträglichkeit

Häufige Symptome: Bauchschmerzen, laute Darmgeräusche (»Gluckern«), evtl. Durchfall und Übelkeit, Sodbrennen nach Genuss von weizenhaltigen Nahrungsmitteln, chronische Gastritis oder Geschwüre ohne erkennbare Ursache, bei der Dünndarmbiopsie zöliakieähnliches Krankheitsbild (gleichzeitig keine Zöliakie-Antikörper), sehr wechselhaftes Beschwerdebild

Diagnosemöglichkeiten: derzeit nur Selbsttest möglich (siehe S. 44)

Maßnahmen zur Beseitigung der Beschwerden: Vermeiden von Weizen (auch von Weizen, der von Gluten »befreit« wurde, da hier das WGA nicht unbedingt mitentfernt wurde)

Unverträglichkeit von Stärke bei Amylasemangel

Die im Getreide enthaltene Stärke gehört chemisch zu den Polysacchariden, das bedeutet, es handelt sich um ein langes Molekül aus vielen Einzelbausteinen. Dieses Molekül kann nicht als Ganzes in den Körper aufgenommen (resorbiert) werden, sondern muss zuvor wieder in seine Einzelteile zerlegt werden. Diese Arbeit übernimmt das Enzym Amylase, das im Mundspeichel und im Sekret der Bauchspeicheldrüse vorkommt. Die Stärkeverdauung beginnt also schon im Mund, weshalb gründliches Kauen und Einspeicheln im Mund von besonderer Bedeutung sind. Die Unverträglichkeit von Brot und mehlhaltigen Speisen beruht auf der unzureichenden Aufspaltung von Stärke. Dem können jedoch verschiedene Ursachen zugrunde liegen, die entsprechend verschiedene Gegenmaßnahmen erfordern.

- **Ein Amylasemangel** kann durch folgende Faktoren entstehen:
  - Mundtrockenheit, d. h. es wird zu wenig Speichel gebildet (z. B. bei Morbus Sjögren, nach Strahlentherapie oder Chemotherapie im Rahmen einer Tumorbehandlung, bei wechseljahrsbedingter Trockenheit der Schleimhäute, bei Stress und hastigem Essen etc.)
  - Bauchspeicheldrüsenunterfunktion, d. h. es werden zu wenig »Verdauungssäfte« gebildet oder aber die Verdauungssäfte werden nicht zeitgerecht ausgeschüttet (z. B. bei Pankreasinsuffizienz, Magenentleerungsstörung, Depressionen etc.)
  - gleichzeitiger Verzehr von Kohlenhydraten und Flüssigkeit, d. h. die vorhandene Amylase wird zu stark verdünnt, um wirken zu können (z. B. Nudelsuppe, Trinken während der Mahlzeit etc.)

- **Resistente Stärke** (siehe S. 75): Moderne industrielle Herstellungsmethoden führen dazu, dass in den Lebensmitteln enthaltene Stärke so modifiziert wird, dass sie von der natürlich vorhandenen Amylase nicht oder nur unzureichend aufgespalten werden kann. Wenn kohlenhydrathaltige Speisen lange aufgewärmt (Kantine) oder mehrfach eingefroren und wieder aufgetaut werden, kommt es ebenfalls zur Vernetzung von Stärkemolekülen und zur Ausbildung von resistenter Stärke, sodass diese Kohlenhydrate trotz ausreichender Enzymausstattung nicht mehr verdaut werden können.

- **Amylase-Inhibitoren** verhindern, dass das Enzym Amylase seine Tätigkeit ausübt (Vollkorn, Ballaststoffe, Medikamente etc.), siehe S. 76.

Was tun bei Amylasemangel?

Lange und gründlich kauen. Zu den häufigsten Ursachen von Stärkeunverträglichkeit zählen zu schnelles Essen und Essen unter Stressbedingungen. In diesen Fällen wird die Stärke im Mund nicht genügend aufgespalten und kann im Dünndarm nur unvollständig resorbiert werden. Die Stärkereste gelangen dann unverdaut in den Dickdarm, wo sie zu einem vermehrten Wachstum der dort lebenden Mikroorganismen führen. Dabei entstehen Gase, die sich als Blähungen bemerkbar machen, und schmierige Stühle, weil die Bakterien die unverdauten Kohlenhydrate zu Fettsäuren vergären. Typischerweise werden im Falle eines Amylasemangels

▼ Gründliches Kauen und Einspeicheln ist bei Amylasemangel besonders wichtig, damit die Stärke bereits in der Mundhöhle aufgespalten wird.

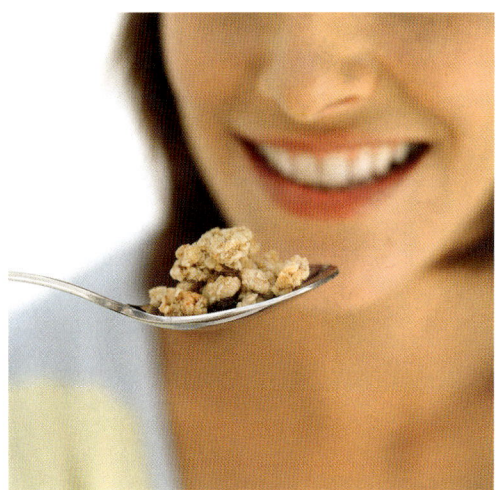

(der Bauchspeicheldrüse) auch andere stärkehaltige Nahrungsmittel – Kartoffeln, Mais, Reis, Hirse etc. – nicht gut vertragen. Dagegen hilft normalerweise schon gutes Einspeicheln der Nahrung im Mund und (sehr!) gründliches Kauen (mindestens 40- bis 80-mal pro Bissen). Diese Verhaltensänderung reicht meistens aus, um die Beschwerden abklingen zu lassen.

Ein weiteres typisches Symptom für unzureichende Amylasewirkung: Betroffene vertragen frisches Brot schlechter als altbackenes. Trockenes Brot oder trockener Kuchen zwingen zu intensiverem Kauen und damit zu vermehrter Speichelproduktion und einer besseren Aufspaltung der Stärke im Mund. Wenn die Kohlenhydrate dann im Darm ankommen, hat die Bauchspeicheldrüse kaum mehr Arbeit. Frisches Brot dagegen wird oft nicht ausreichend gekaut, sondern »heruntergeschlungen«, sodass die Amylase ihre Wirkung nicht mehr richtig entfalten kann.

Beim Essen nichts trinken. Der Verzehr von Kohlenhydraten mit viel Flüssigkeit führt ebenfalls zu einer verminderten Aufspaltung von Stärke im Mund. Wenn jemand z. B. Nudeln als Beilage oder in Form von Pastagerichten verträgt, aber nach dem Verzehr einer Nudelsuppe Beschwerden bekommt, kann das ein Hinweis auf mangelnde Amylase-Aktivität bzw. Amylasewirksamkeit sein. Auch das Auftreten von lauten Darmgeräuschen unmittelbar nach einer Mahlzeit deutet auf eine unvollständige Aufspaltung von Kohlenhydraten hin. In diesem Fall kommt es zu einem vermehrten Flüssigkeitseinstrom von den Blutgefäßen in das Darmlumen, gleichzeitig ist die Darmperistaltik verstärkt. Dem Körper wird auf diese Art manchmal so viel Flüssigkeit entzogen, dass es nach dem Essen zu Blutdruckabfall, Herzrasen und Schwächegefühl kommen kann. Man spricht dann vom »Dumping-Syndrom« (von englisch to dump, abladen, ausschütten). Schon unter normalen Umständen werden pro Tag etwa 10 Liter Flüssigkeit von den Blutgefäßen in den Darm verschoben und anschließend wieder rückresorbiert. Störungen in diesem Gleichgewicht können daher zu erheblichen Beschwerden führen.

Stärke, die gegen Amylase »resistent« ist

Eine Entwicklung, die unserem modernen Lebensstil entspricht und immer mehr Bedeutung erlangt, ist das Essen in Restaurants, Mensen oder Kantinen. Oft kommen Patienten zu mir und berichten, dass sie die gleichen Speisen (z. B. Knödel oder Teigwaren) zu Hause bestens vertragen, während sie – in der Kantine gegessen – zu Unverträglichkeitsreaktionen wie Müdigkeit und Blähungen nach dem Essen führen. Das hastigere Essen und das Sprechen während des Essens in der Kantine sind zwei mögliche Ursachen dafür, doch der Hauptgrund ist vermutlich die sogenannte resistente Stärke.

Im Bereich der industriellen Nahrungsmittelherstellung hat in den letzten Jahren eine weitere sehr unglückliche Entwicklung eingesetzt: Die Herstellungsprozesse werden so geführt, dass (gewollt!) resistente Stärke entsteht; manchmal wird sie sogar künstlich zugesetzt. Selbst wenn sich dadurch vielleicht die technischen (Ver-

WISSEN

Essen aus Großküchen

Bei der Herstellung von Mahlzeiten in Großküchen entstehen wesentlich mehr dieser vernetzten Stärkemoleküle als bei der Zubereitung derselben Gerichte zu Hause. Lange Warmhaltezeiten oder häufige Temperaturänderungen (»Cook and Chill«, d. h. kochen und wieder abkühlen lassen) begünstigen die Ausbildung von resistenter Stärke. Die vernetzten Moleküle jedoch können von der menschlichen Amylase nicht sehr gut abgebaut werden; die Isoamylase, die dafür besser geeignet ist, wird von den meisten Menschen oft nicht in ausreichender Menge gebildet. Das in Großküchen zubereitete Essen enthält daher mehr schwerer verdauliche Kohlenhydrate, die zu Beschwerden führen können.

arbeitungs-)Eigenschaften der industriell gefertigten Nahrungsmittel verbessern, für die Verarbeitung im Verdauungstrakt des Menschen sind sie von Nachteil. Nachdem resistente Stärken zu den Ballaststoffen zählen, behaupten manche Hersteller sogar, noch etwas Gutes für die Gesundheit

ihrer Kunden getan zu haben. Das Gegenteil ist aber der Fall: Wann immer Sie auf der Verpackung »modifizierte Stärke« oder »resistente Stärke« lesen, sollten Sie auf der Hut sein, wenn Sie zu Reizdarmbeschwerden oder auch nur zu Blähungen neigen.

Amylase-Inhibitoren

Diabetesmedikament Acarbose. Neben dieser unglücklichen Entwicklung in der Lebensmitteltechnologie gibt es eine noch unglücklichere Entwicklung in der Behandlung von Patienten mit Diabetes mellitus (Zuckerkrankheit). Dort werden nämlich seit Kurzem Amylase-Inhibitoren (z. B. mit dem Inhaltstoff Acarbose) gegen den raschen und hohen Blutzuckeranstieg eingesetzt und Diabetikern verschrieben. Nebenwirkungen wie Blähungen und Verdauungsstörungen nehmen Ärzte und Pharmakonzerne gelassen in Kauf, solange nur der Blutzucker weniger stark ansteigt. Obwohl dieser Effekt nur äußerst schwach ausfällt, berücksichtigt niemand, dass dies mit Verdauungsbeschwerden erkauft wird, die man dann als Reizdarmsyndrom abtut. Dass durch die vermehrten Fermentationsreaktionen im Darm möglicherweise sogar Schaden angerichtet wird, will kaum jemand wahrhaben: Bakterien können nämlich die übriggebliebenen Kohlenhydrate durch Fermentation (Gärung) weiter abbauen und sich dabei bestens vermehren. Die bei der Fermentation entstehenden Gase führen zu Blähungen, die gebildeten Fettsäuren zur Reizung der Darmschleim-

haut und zu Fettstühlen, und die massenhafte Vermehrung der Bakterien ruft das Immunsystem auf den Plan: Es kommt zur sogenannten TH1-Immunstimulation. Aber anders als die Werbung behauptet, ist nicht jede Aktivierung des Immunsystems für den Organismus von Vorteil. Beispielsweise führt die TH1-Immunstimulation dazu, dass die Insulinrezeptoren der betroffenen Patienten noch unempfindlicher werden – und damit verschlechtert sich der Diabetes. Angesichts solcher Risiken und Nebenwirkungen müsste die Begeisterung für solche Medikamente eigentlich rasch nachlassen.

Vollkorn. Als wenig hilfreich hat sich außerdem die allgemeine Empfehlung erwiesen, sich möglichst ballaststoffreich zu ernähren und statt zum Weißbrot zum Vollkornbrot zu greifen. Fakt ist, dass vor allem in den Randschichten des Korns Amylasehemmer vorkommen, die in den Verdauungstrakt des »Fraßfeindes« gelangen, wenn dieser das volle Korn isst. Dort hemmen die Inhibitoren die Amylase des Essers und machen ihm so die Verdauung und das Leben schwer (siehe auch S. 53).

Aufgrund der chronischen Störung der Aufspaltung von Kohlenhydraten (Maldigestions-Syndrom) und der übermäßigen Vermehrung der Bakterien im Darm kommt es bei Patienten mit Amylasemangel nicht selten zu einer Fehlbesiedelung des gesamten Dünndarms (SIBOS, siehe S. 26).

Wie stellt man einen Amylasemangel fest?

Eine Stärkeunverträglichkeit, die auf eine unzureichende Amylasewirkung zurückgeht und damit auch zu einer Unverträglichkeit von Brot oder mehlhaltigen Speisen führt, kann mit dem ^{13}C-Maisstärke-Atemtest nachgewiesen werden. Allerdings ist dieser Test nicht offiziell zugelassen und anerkannt. Er wird auch »Cornflakestest« genannt, weil man den Probanden trockene Cornflakes (die aus Mais hergestellt werden) zu essen gibt.

Maisstärke enthält natürlicherweise einen besonderen Kohlenstofftyp, das stabile Isotop ^{13}C. Wenn die Maisstärke aufgespalten und verdaut werden kann, erscheint dieses Isotop nach einer bestimmten Zeit im Kohlendioxid (CO_2) der Ausatemluft. Mit speziellen Geräten (Massenspektrometern) kann der Gehalt von normalem und von ^{13}C-Kohlendioxid in der Atemluft gemessen werden. Wenn Letzteres nicht oder nur in geringen Mengen erscheint, kann angenommen werden, dass die Aufspaltung von Stärke im Mund oder im Darm gestört ist. Ob dieser Störung die mangelnde Amylasebildung im Mund oder in der Bauchspeicheldrüse zugrunde liegt, lässt sich mit diesem Test jedoch nicht feststellen. Leider wird dieser Test bisher nur an

WISSEN

Bauchspeicheldrüseninsuffizienz

Das Wort »Insuffizienz« bedeutet im medizinischen Sprachgebrauch, dass ein Organ nicht so viel leistet, wie es eigentlich sollte. Für unseren Zusammenhang ist es wichtig zu erwähnen, dass die Diagnose »funktionelle Bauchspeicheldrüseninsuffizienz« nicht mit der Bauchspeicheldrüseninsuffizienz (Pankreasinsuffizienz) im eigentlichen medizinischen Sinn gleichzusetzen ist. Üblicherweise spricht man nämlich erst dann von einer Pankreasinsuffizienz, wenn die Bauchspeicheldrüse (Pankreas) deutlich und unumkehrbar geschädigt ist.

Mit dem massenspektrometrischen ^{13}C-Maisstärke-Atemtest können funktionelle Störungen jedoch schon in ganz frühen Stadien erfasst werden, bei denen eine vollständige Ausheilung (z. B. nach dem Beseitigen von Stress oder dem Umstellen auf nicht amylasehemmende Medikamente) ohne Weiteres möglich ist.

wenigen spezialisierten Einrichtungen angeboten. Es gibt aber eine Reihe von Symptomen, über die Patienten mit verringerter Amylase-Aktivität häufig berichten. Hierzu wurde der Fragebogen auf S. 79 entwickelt. Schließlich ist noch der Nachweis von Stärkekörnern im Stuhl als Zeichen für einen Amylasemangel zu werten.

Enzymersatztherapie

Die fehlende Amylase kann durch eine Enzymersatztherapie mit amylasehaltigen Präparaten (z. B. Kreon®) ersetzt werden, falls Selbsthilfemaßnahmen bzw. die Umstellung auf nicht amylasehemmende Medikamenten keine Besserung bringen. Zusätzlich ist möglichst langes Kauen und das Vermeiden von Stress immer empfehlenswert.

Das Ansprechen dieser Art der Unverträglichkeit auf Enzymersatzpräparate kann auch zum Testen verwendet werden. Jedoch ist dafür die Mitarbeit Ihres behandelnden Arztes erforderlich, da solche Präparate nicht frei verkäuflich sind. Wenn Brot oder mehlhaltige Speisen bei gleichzeitiger Einnahme von Enzymersatzpräparaten (z. B. Kreon® 25 000–50 000 IE) verträglich werden, ist ein Ungleichgewicht zwischen Amylasewirkung und dem Bedarf an Amylase anzunehmen. In diesem Fall sollte man noch die Bauchspeicheldrüsenfunktion überprüfen und, wenn möglich, einen ^{13}C-Maisstärke-Atemtest durchführen lassen, der allerdings nur an wenigen spezialisierten Einrichtungen angeboten wird.

Die Medikamente für eine Enzymersatztherapie mit Pankreasfermenten sind leider zumeist rezeptpflichtig und sehr teuer.

Steckbrief Stärkeunverträglichkeit bei Amylasemangel

Häufige Symptome: Neben Blähungen und Bauchschmerzen treten – vor allem bei Fehlbesiedelung des oberen Dünndarms (SIBOS) – Symptome wie Müdigkeit nach dem Essen, Konzentrationsstörungen, Migräne, Aufstoßen, morgendliche Übelkeit (ohne erkennbare Ursache), Depression und viele weitere unspezifische Symptome auf.

Diagnosemöglichkeiten:
- ^{13}C-Maisstärke-Atemtest (nur in wenigen Einrichtungen verfügbar)
- Nachweis von Stärkekörner im Stuhl

Maßnahmen zur Beseitigung der Beschwerden: Essen Sie langsam und kauen Sie die Speisen intensiv durch, damit die Kohlenhydrate schon mit dem Mundspeichel aufgespalten werden. Wenn Sie ein Essen in Eile nicht vermeiden können, nehmen Sie eine kohlenhydratfreie Mahlzeit zu sich. Tun Sie das aber bitte nicht dauerhaft, damit keine Mangelerscheinungen auftreten.

Fragebogen zur Amylase-Aktivität

Wenn Sie vermuten, dass Ihre Beschwerden durch einen Amylasemangel hervorgerufen werden könnten, gehen Sie bitte folgende Liste mit Aussagen durch und überlegen Sie, ob diese für Sie zutreffen.

	Aussage	trifft zu	trifft nicht zu
1	Trockenes (altes) Brot vertrage ich besser als frisches.	☐	☐
2	Wenn ich im Stress bin oder hastig esse, verschlechtern sich die Beschwerden. Wenn ich mir Zeit lasse und lange kaue, ist es besser.	☐	☐
3	Ich leide an Mundtrockenheit.	☐	☐
4	Ich leide an einer psychiatrischen Erkrankung. (Geht sehr oft mit verminderter Amylaseproduktion einher.)	☐	☐
5	Ich nehme Psychopharmaka oder andere Medikamente ein, die als Nebenwirkung zu Mundtrockenheit führen können.	☐	☐
6	Manche Gerichte vertrage ich, wenn ich zu Hause esse, aber nicht in der Kantine.	☐	☐
7	Kohlenhydrathaltige Fertigprodukte vertrage ich wesentlich schlechter, als wenn ich die gleichen Nahrungsmittel selbst zubereite.	☐	☐
8	Nudeln allein vertrage ich besser als Nudelsuppe.	☐	☐
9	Ich kaufe oft Vollkornprodukte und andere Lebensmittel, die mit ihrer »gesunden« Zusammensetzung werben.	☐	☐
10	Wenn ich viele Vollkornprodukte esse, geht es mir schlechter.	☐	☐
11	Ich nehme Medikamente mit dem Wirkstoff Acarbose ein.	☐	☐
12	Ich habe eine Erkrankung oder Operation der Bauchspeicheldrüse gehabt.	☐	☐

Auswertung: Wenn mehr als die Hälfte der Aussagen 1–10 auf Sie zutrifft, könnte eine unzureichende Amylase-Aktivität als Ursache für Ihre Verdauungsprobleme infrage kommen. Wenn eine der Aussagen 11 und 12 auf Sie zutrifft, ist die Wahrscheinlichkeit sehr groß, dass eine unzureichende Amylasefunktion vorliegt.

Typ-1-Allergien gegen Getreidebestandteile

Betroffene sprechen oft von »Allergie«, wenn sie nach dem Verzehr von bestimmten Nahrungsmitteln Beschwerden bekommen. Ärzte dagegen unterscheiden sehr klar zwischen Allergien und Unverträglichkeitsreaktionen, weil die Wirkmechanismen ganz verschieden sind. Allergien gegen Getreidebestandteile kommen eher selten vor, dennoch möchte ich sie der Vollständigkeit halber hier erwähnen.

Was ist eine Allergie, was sind Allergene?

Bei Nahrungsmittelallergien kommt es zu einer Reaktion des Immunsystems auf bestimmte Inhaltsstoffe (Allergene) in Nahrungsmitteln oder in der Luft schwebende Substanzen. Allergene sind die Substanzen, die eine allergische Reaktion auslösen (z. B. Pollen, Schimmelpilzsporen, Milben- und Tierbestandteile, aber auch Nahrungsbestandteile). So werden etwa der Speichel und die Hautschuppen der Hauskatze, der Kot der Hausstaubmilben sowie Birken- und Gräserpollen – eigentlich harmlose Fremdstoffe – vom Immunsystem des Allergikers fälschlicherweise als bedrohlich empfunden. Das führt zu einer Kettenreaktion, an deren Ende unter anderem die Ausschüttung des Botenstoffs Histamin steht.

Eine Allergie entsteht in zwei Schritten: Die Sensibilisierung erfolgt zunächst unbemerkt beim ersten Kontakt mit dem Allergen, allergische Reaktionen treten erst beim zweiten und allen späteren Kontakten mit dem Allergen auf.

- **Erster Kontakt = Sensibilisierung:** Beim ersten Kontakt mit einem Allergen bildet das Immunsystem T-Helferzellen vom Typ TH2 und aktivierte B-Zellen. Unter dem Einfluss von Botenstoffen entwickeln sich die B-Zellen weiter zu Zellen, die IgE-Antikörper produzieren und ins Blut abgeben.

- **Zweiter Kontakt = allergische Reaktion:** Zu einer allergischen Reaktion kommt es erst, wenn der Körper erneut mit dem Allergen in Kontakt kommt. Die IgE-Antikörper, die nach dem Erstkontakt gebildet wurden, erkennen das Antigen, halten es fest und binden sich an histaminhaltige Mastzellen. Daraufhin setzen die Mastzellen Histamin frei und die allergische Reaktion nimmt ihren Lauf.

Allergische Beschwerden

Infolge der Histaminausschüttung kommt es zu allergischen Symptomen, körperlichen Reaktionen, die – je nach dem Ort, an dem sie auftreten – unterschiedlich ausfallen. In den Bronchien ziehen sich Muskelzellen zusammen, das führt zu Atemnot (Asthma), Nasen- und Augenschleimhäute entzünden sich, brennen und schwellen an (allergische Konjunktivitis und allergische Rhinitis = »Heuschnupfen«).

Befinden sich die Allergene in Nahrungsmitteln, lösen sie in der Regel nicht die klassischen allergischen Beschwerden wie Asthma, Schnupfen und brennende Augen aus, sondern führen zu allergischen Symptomen im Verdauungstrakt.

Folgende Symptome können bei einer allergischen Reaktion auftreten:
- Juckreiz, Rötung und Quaddeln an den unmittelbaren Kontaktstellen mit dem Allergen
- Nesselausschlag am ganzen Körper
- Niesattacken mit starker wässriger Sekretion und Naselaufen
- verstopfte Nase durch Anschwellen der Nasenschleimhäute
- Bindehautentzündung mit juckenden, geröteten und tränenden Augen

- Juckreiz und Schwellung der Schleimhäute im Bereich des Rachens und des Kehlkopfes
- Asthma-Anfälle (anfallsartige, schwere Atemnot durch Verengung der Atemwege)
- orales Allergiesyndrom: Brennen im Mund, Schwellung der Zunge, Taubheit und Schwellung der Lippen bis zu Schwellungen im Kehlkopfbereich, die auch Atemnot verursachen können
- Magen-Darm-Beschwerden, wie Schluckstörungen, »Gastritis«, gurgelnde Darmgeräusche, (oft heftige, explosionsartige) Durchfälle
- Herz-Kreislauf-Beschwerden, zum Beispiel Herzrhythmusstörungen, Blutdruckabfall (anaphylaktischer Schock)

Allergene in Getreidebestandteilen

Echte Allergien gegen Weizenbestandteile haben vor allem bei Kindern eine besondere Bedeutung, wo sie zu den drei häufigsten Allergieformen zählen. Mit zunehmendem Alter spielen echte Allergien gegenüber Weizen eine immer geringere Rolle.

Die Aufzählung aller bekannten Allergien gegen Cerealien (oft einfach nur als »Weizenallergien« bezeichnet) würde den Rahmen dieses Buches sprengen. Ich möchte hier nur einige Typ-1-Allergien, die beim Erwachsenen vorkommen, stellvertretend für alle anderen Formen erwähnen:

Omega-5-Gliadin

Bisher am besten beschrieben ist die Unverträglichkeit gegen den Weizenbestandteil Omega-5-Gliadin (f416, rTri19). Hier kommt es bei den Betroffenen zu schweren allergischen Reaktionen (manchmal sogar mit Kreislaufzusammenbruch), wenn sie sich nach dem Verzehr von Weizen körperlich belasten, also z.B. Sport treiben. Dieses klinische Bild wird als »weizenabhängige und von Belastung ausgelöste Anaphylaxie« bezeichnet (englisch Wheat Dependent Exercise Induced Anaphylaxis oder kurz WDEIA).

Belastungsasthma.

Für Asthmapatienten, die unter Belastung eine deutliche Verschlechterung zeigen (Belastungsasthma), könnte es einen Versuch wert sein, einmal eine glutenfreie Diät zu probieren. Möglicherweise wird ihr Asthma damit besser. Die glutenfreie Diät kann dauerhaft eingehalten werden und führt nicht zu Mangelerscheinungen; ein solcher Versuch schadet also auf keinen Fall. Objektivieren ließe sich der Versuch mit einem sogenannten Peak-Flow-Meter, mit dem man die Leistungsfähigkeit der Lunge abschätzen kann. (Dieses einfache Messgerät in Form eines Blasröhrchens erhält man in der Apotheke.) Misst der Tester dann – analog zu den auf S. 30 beschriebenen Auslasstests – den Peak Flow 14 Tage mit und 14 Tage ohne Diät und berechnet den Mittelwert, kann kein Arzt mehr gegen eine glutenfreie Diät argumentieren, wenn sie zu einer signifikanten Verbesserung der Lungenleistung führt.

Gliadin-Antikörper

Gegen Gliadin gerichtete Antikörper vom IgE-Typ werden oft bei Patienten mit Neurodermitis gefunden. Diese echte Typ-1-Reaktion ist selbst Ärzten oft nicht bekannt und darf auf keinen Fall mit Zöliakie bzw. den anderen Glutenunverträglichkeiten verwechselt werden. Patienten mit Neurodermitis (atopischer Dermatitis), die diesen Antikörpertyp aufweisen, könnten unter Umständen von einer glutenfreien Diät profitieren; entsprechende wissenschaftliche Studien gibt es aber noch nicht.

Allergien gegen Gräser und Roggen

Allergien gegen Gräser und Roggen kommen relativ häufig vor und können außer zur bekannten Pollinose (Heuschnupfen) auch zum sogenannten Bäckerasthma führen. Von Bäckerasthma Betroffene er-

WISSEN

Bäckerasthma

Wie kompliziert Allergien gegen Mehl sein können, lässt sich am sogenannten Bäckerasthma veranschaulichen. Bäcker sind Tag für Tag dem Mehlstaub in der Backstube ausgesetzt, und so mancher musste seinen Beruf schon wegen einer Mehlstauballergie aufgeben. Doch beim Mehlstaub handelt es sich nicht um ein einzelnes Allergen, sondern um einen regelrechten Allergencocktail.

Die Allergie kann sich gegen die Getreidesorten (Weizen, Roggen, Hafer und Gerste) richten, doch die Allergieauslöser können auch zugemischte Substanzen (z. B. Enzyme) und ungewollt hinzukommende Stoffe (z. B. Schimmelpilze und Insekten wie der Kornkäfer) sein. Betroffen sind neben Bäckern und Konditoren natürlich auch Müller und Getreidehersteller.

leiden schwere Asthmaanfälle, wenn sie Roggenmehlstaub einatmen. Interessanterweise kommt es aber beim Verzehr von Roggenmehlprodukten in der Regel nicht zu Beschwerden. Dafür ist wahrscheinlich einerseits eine gewisse Inaktivierung des Allergens durch die Hitzeeinwirkung beim Backen und andererseits eine Zerstörung des Allergens durch die Einwirkung der Magensäure verantwortlich. Die Ergebnisse wissenschaftlicher Studien zur Frage der Hitzelabilität von Roggenallergenen sind noch widersprüchlich.

Allergiediagnostik

Nachdem Allergien gegen Bestandteile von Cerealien (Weizen, Roggen, Mais, Gerste, Hirse etc.) sehr kompliziert sind, sollte eine solche Abklärung immer in spezialisierten allergologischen Zentren erfolgen. Dabei ist die bekannte Allergieaustestung mittels Prick-Test (Haut) bei der Diagnose von Weizenallergien von untergeordneter Bedeutung. Wesentlich wichtiger, weil zuverlässiger, sind RAST-Tests (Blut), die aber leider nur von wenigen Laboren angeboten werden. Einen besonderen Stellenwert wird in Zukunft die sogenannte Komponentendiagnostik einnehmen, bei der mittels Blutanalyse auf einem Biochip nach IgE-Antikörpern gegen bekannte Weizenallergene gesucht wird. Derzeit ist diese Diagnostik allerdings nur in spezialisierten Zentren möglich. Allein beim Weizen kennt man inzwischen 30 verschiedene allergene Komponenten.

Steckbrief Typ1-Allergien gegen Getreidebestandteile

Mögliche Symptome:
- allergische Symptome beim Verzehr von Weizen und anschließender körperlicher Belastung (bei WDEIA)
- Bäckerasthma (bei Inhalation von Mehlstaub)
- Neurodermitis (bei positiven Nachweis von IgE-Antikörpern gegen Gliadin)

Diagnosemöglichkeiten: RAST-Test, Komponentendiagnostik (nur in spezialisierten Zentren möglich)

Maßnahmen zur Beseitigung der Beschwerden: Allergenkarenz (absolutes Vermeiden der nachgewiesenen Allergene) sowie Antihistaminika vor Mahlzeiten, deren Zusammensetzung man nicht sicher kennt

Unverträglichkeit von anderen Brotbestandteilen

Außer Mehl, Wasser, Hefe (oder Sauerteig) und Salz enthält Brot heutzutage meist noch viele andere Substanzen, deren Wirkungen auf den menschlichen Organismus in der Regel nicht erforscht sind. Auch diese Zusatzstoffe, wie z. B. Backtriebmittel, können zu Unverträglichkeitsreaktionen führen.

Bei der Herstellung von Brot hat sich in den letzten Jahrzehnten enorm viel geändert. Schon immer gab es Qualitätsunterschiede beim Getreide, weshalb der Bäcker sein Brotrezept oder seine Herstellungstechnik veränderte, um Brot in gleichbleibender Qualität anbieten zu können. Doch Brot, das wir heute im Supermarkt oder beim »Bäcker an der Ecke« kaufen, hat oft nicht mehr viel mit dem echten Bäckerhandwerk zu tun. Heute werden bevorzugt großindustriell hergestellte Fertigbackwaren und fertige Mehlmischungen verwendet, wodurch gleichbleibende Qualität, unveränderter Geschmack und möglichst niedrige Herstellungskosten gewährleistet sind – und die Tagesform oder das individuelle Können des Bäckers kaum noch eine Rolle spielt. Das ist nicht nur aus geschmacklichen Gründen zu bedauern.

Zusatzstoffe in Brot- und Backwaren

Die Fertigmehlmischungen, aus denen die meisten heute produzierten Brote hergestellt werden, bestehen schon lange nicht mehr nur aus Mehl, Hefe, Sauerteig, Salz und Gewürzen. Wie die folgende Tabelle zeigt, kommt unter Umständen neben diesen unabdingbaren Zutaten noch eine Vielzahl von Zusatzstoffen zum Einsatz. Sie dienen dazu, die Teigbereitung leichter, schneller, maschinenfreundlicher zu machen, sie sorgen für eine lockere Krume und eine knusprige Kruste, lassen das Brot heller oder dunkler aussehen. Manchmal werden sie auch einfach nur zugesetzt, damit das Mehl besser lagerfähig bleibt und besser durch Rohre (vom Speicher in den LKW) geblasen werden kann. Ob, wann und wie diese Substanzen Unverträglichkeitreaktionen hervorrufen, ist nicht untersucht, aber die Möglichkeit besteht durchaus. Solange die meisten dieser Stoffe nicht deklariert werden müssen, hat aber weder der Arzt noch der von Unwohlsein geplagte Brotesser eine Chance herauszufinden, was welche Beschwerden verursacht.

Zusatzstoffe, die bei der Herstellung von Brot- und Backwaren erlaubt sind.

Substanz	Funktion	mögliche Wirkung auf die Gesundheit
Zusatzstoffe in Mehl bzw. Teig		
Ascorbinsäure	schützt Mehl vor Oxidation	Hohe Vitamin-C-Belastung mit dem Risiko der Oxalatsteinbildung; außerdem machen Antioxidanzien möglicherweise dick!
Bromat, Azodicarbonamid	Zusatzstoff im Brotbackmehl (USA), damit die Teigruhezeit verkürzt werden kann.	Das Abbauprodukt Semicarbazid ist eine giftige Substanz, deren Wirkungen im menschlichen Organismus schlecht untersucht sind.
Lipoxygenasen	erhöhen die Knettoleranz, steigern die Teigstabilität und das Brotvolumen	Bildung von Leukotrienen, die Entzündungsreaktionen auslösen können (wenn sie nicht vorher inaktiviert wurden).
Cystein	Erhöht das »Gashaltevermögen«, sodass die Backwaren über längere Zeit ihre voluminöse Form behalten; außerdem verbessert Cystein die Elastizität und die Knetfähigkeit der Teige.	Cystein kann im Darm von Bakterien zu Schwefelwasserstoff und Schwefelakoholen (Mercaptanen) umgewandelt werden; das führt zu übelriechenden Stühlen und kann chronische entzündliche Erkrankungen möglicherweise verschlechtern.
Proteinasen (Papain)	Proteinasen werden zur Teigerweichung eingesetzt, um die Fließeigenschaften von Teig in den Maschinen zu verbessern.	möglicherweise allergen (wenn sie nicht inaktiviert werden)

Substanz	Funktion	mögliche Wirkung auf die Gesundheit
Kochsalz	Geschmack	Bei kochsalzarmer Diät im Rahmen einer Bluthoch- druckbehandlung muss berücksichtigt werden, dass normalem Brot relativ viel Salz zugesetzt wird.
Emulgatoren, Fette	Emulgatoren sorgen für grö- ßeres Volumen, eine feinere Krumenstruktur und eine längere Haltbarkeit (z. B. Diacetylweinsäure-Ester [E 472e] und Natrium- oder Calciumstearoyllactylat [E 481, E 482]). Teigweichmacher (z. B. Mono- und Diglyceride von Fettsäuren [E 471])	Je nach verwendetem Emul- gator können unterschied- liche Wirkungen auf den Menschen eintreten.
Alpha-Amylase	verzögert das Altbackenwer- den (verlangsamte Brot- alterung)	Hohes Allergenpotenzial, da die in der Lebensmittelin- dustrie verwendete Amylase mithilfe von Mikroorganis- men gewonnen wird.
Milch- und Sojaprodukte (Molke, Casein, Sojamehl u. a.)	wird als Eiweißzusatz in der Brotherstellung verwendet, Wirkung ähnlich wie Gluten	muss bei Casein(Milch)-All- ergie, Sojaallergie, Milch- zuckerunverträglichkeit etc. berücksichtigt werden; macht Neurodermitikern manchmal Probleme
Quellmehl (aus Weizen, Rog- gen, Mais, Hirse hergestellt; mitunter Zusatz von Johan- nisbrotkernmehl, Guarkern- mehl, Alginat u. a.)	wird zur Einstellung des Säuregrades von Backwaren verwendet	Johannisbrotkernmehl, Alginate und Guarkernmehl wirken wie Ballaststoffe und können ebenfalls zu Unverträglichkeitsreaktio- nen führen.

Substanz	Funktion	mögliche Wirkung auf die Gesundheit
Säuerungsmittel (Milch-, Essig-, Wein-, Zitronensäure; saure Natrium- und Kalziumsalze der Ortho- und Pyrophosphorsäure; Trocken- oder Fertigsauer: Quellmehl mit Sauerteigkonzentraten oder von Milchsäurebakterien vergorenen Getreidemaischen)	wird zur Einstellung des Säuregrades von Backwaren verwendet	je nach verwendetem Säuerungsmittel unterschiedliche Wirkungen auf den Organismus
Teiglockerungsmittel: Hefe, chemische Lockerungsmittel (Backpulver, Pottasche)	Backtriebmittel	Backpulver stellt eine beachtliche Phosphatquelle dar und kann vor allem bei Menschen mit Niereninsuffizienz zu Problemen führen. Hefe ruft bei manchen Menschen allergische Reaktionen hervor.
Zusatzstoffe, die in Brot (aus Weizenmehl, Wasser, Hefe oder Sauerteig, Salz) zugelassen sind		
E 451 Triphosphate E 452 Polyphosphate	Komplexbildner, Säureregulator, Schmelzsalz, Stabilisator	Phosphatquelle, die vor allem bei Niereninsuffizienz und bei Knochenerkrankungen Probleme verursachen kann.

Auch Substanzen, die natürlicherweise im Korn enthalten sind (z.B. Gluten), werden dem Brotteig zum Teil in hohen Konzentrationen zugesetzt. Diese müssen aber nicht deklariert werden, eben weil sie auch natürlicherweise im Getreide vorkommen. Allerdings werden auf diese Weise unnatürlich hohe Konzentrationen dieser Stoffe erreicht, was Beschwerden verursachen kann.

Schließlich gibt es Brot und Getreideprodukte, die mit natürlichen Substanzen angereichert werden, die natürlicherweise nicht in Getreide vorkommen. Dazu gehören die oft schwer verträglichen Substanzen Inulin, Fruktose (Fruchtzucker) und Sorbit. Eine versteckte Inulin-, Fruktose- oder Sorbitunverträglichkeit kann beispielsweise für die Beschwerden verantwortlich sein, die nach dem Verzehr von

Brotspezialitäten, Ballaststoffriegeln oder Fertigmüslis auftreten. Sorbit und Fruktose werden vor allem in süßen Backwaren verwendet, damit diese nicht so schnell austrocken (z. B. Muffins, Madeleine etc.). Sorbit dient zudem oft als Zuckerersatz.

Enzymzusatz bei der Brotherstellung

Im Rahmen der Teigführung werden oft Enzyme zugesetzt. Im Allgemeinen werden sie dazu benutzt, den Teig besser aufgehen, das Brot »luftiger« und die Brotkruste schöner aussehen zu lassen. Eine Übersicht der zugelassenen Enzyme ist in der folgenden Tabelle zu finden.

Ob der Einsatz von Enzymen in der Brotherstellung einen Nachteil für die Verdauung bzw. Verträglichkeit darstellt, ist kaum untersucht, sodass hier keine Aussage gemacht werden kann. Die meisten Enzyme werden durch Hitze inaktiviert, daher sind Nebenwirkungen, die von der Enzymaktivität herrühren, eher unwahrscheinlich. Allerdings wird bei der Brotherstellung lediglich eine Krumentemperatur von 80 °C erreicht, eine Temperatur, bei der es nicht sicher ist, dass alle Enzyme restlos zerstört werden. Auch ist es denkbar, dass sie im Körper trotzdem als Fremdstoffe erkannt werden und die Entstehung von Allergien begünstigten. Hier fehlt es schlicht an Erkenntnissen aus wissenschaftlichen Studien.

Für die Brotherstellung zugelassene Enzyme und ihre Funktion.

Enzym	Funktion
Amylasen	Erhöhung der Triebleistung der Hefe; verbesserte Gebäcklockerung; erhöhtes Gebäckvolumen
Cellulasen	Verbesserung der Teigstruktur und der Kneteigenschaften
Pentosanasen, Xylanasen	Verbesserung der Teigstruktur und der Kneteigenschaften; Regulierung der Teigviskosität
Proteinasen	Erweichung des Klebers; Verbesserung der Kleberelastizität; Verbesserung der Krustenbräunung
Lipoxygenasen	Beeinflussung der Krumenstruktur; Aufhellung der Gebäckkrume; Beeinflussung der Teigeigenschaften
Glucose-Oxidase	Verbesserung der Teigstruktur

Backtriebmittel

Backtriebmittel werden so gut wie jedem Brot zugesetzt. Auch wenn man selbst Brot backt, verwendet man zumindest Hefe oder Sauerteig als Backtriebmittel. Aufgabe des Backtriebmittels ist es, das Brot aufgehen zu lassen; dazu müssen sich im Teig Gase entwickeln. Diese Gase lassen im Brotteig kleine Bläschen entstehen, die erhalten bleiben, wenn sich der Teig durch das Backen festigt. Was der Konsument am Gebäck als »luftig« oder »leicht« erlebt und schätzt, sind die eingefangenen Gasbläschen; deshalb werden immer mehr Backtriebmittel verwendet.

Doch die meisten Substanzen, die während der Teigführung Gase entstehen lassen, sind auch noch im fertigen Brot enthalten. Sie können daher während der Verdauung weiter Gas bilden und damit zu Blähungen führen. Dieses Phänomen kennen viele Menschen, die den Genuss von ganz frischem Brot mit starken Blähungen bezahlen müssen.

Es reagieren aber nicht alle gleich empfindlich auf Backtriebmittel. Wenn man Nudeln gut verträgt, Brot, Kuchen (oder auch Pizza) aber nicht, kann das an den Backtriebmitteln liegen. In der Regel vertragen diese Personen auch das glutenfreie Brot aus dem Reformhaus nicht, dem wegen des Mangels an Gluten sehr viel Backtriebmittel zugesetzt werden muss, damit es halbwegs ansehnlich ist. Manche Bäcker verwenden allerdings auch zusätzlich Gluten als Backtriebmittel.

Häufig verwendete Backtriebmittel sind:
- E 503 Ammoniumcarbonate
- E 450 Diphosphate
- E 501 Kaliumcarbonate
- E 340 Kaliumphosphat
- E 336 Kaliumtartrat
- E 290 Kohlendioxid
- E 504 Magnesiumcarbonate
- E 337 Natrium-Kaliumtartrat
- E 500 Natriumcarbonate
- E 335 Natriumtartrat
- E 452 Polyphosphate
- E 541 saures Natriumaluminiumphosphat
- E 451 Triphosphate
- Gluten
- Hefe
- Sauerteig (Natursauerteige, Kunstsauerteig)

Was tun bei Unverträglichkeit von Backtriebmitteln?

Eine Therapie bei Unverträglichkeit von Backtriebmitteln gibt es nicht. Hier hilft nur, die entsprechenden Substanzen wegzulassen. Wenn man selbst Brot backt, darf man keine fertigen Brotmehlmischungen kaufen, da hier die Backtriebmittel oft schon zugesetzt sind. Man kann aber versuchen, glutenarme Mehlsorten (z. B. Dinkel) mit Mineralwasser als Teig anzusetzen, wobei der CO_2-Gehalt des Mineralwassers als Backtriebmittel wirkt. Dies führt bei sehr vielen Menschen zu einer gewissen Verträglichkeit von Brot, welches dann aber immer selbst gebacken werden muss. Es gibt allerdings auch Personen, die Mineralwasser nicht vertragen. In diesem Fall hilft dann nur mehr der vollständige Verzicht auf Brot.

Steckbrief Unverträglichkeit von Backtriebmitteln

Symptome: starke Blähungen

Diagnosemöglichkeiten: leider keine; als Hinweis kann dienen, dass Brot und Kuchen nicht, Teigwaren aber schon vertragen werden

Maßnahmen zur Beseitigung der Beschwerden: Vermeiden Sie Brot und Backwaren, die mit Backtriebmitteln hergestellt wurden (industrielle Backwaren und Kuchen) und kaufen Sie Brot, das mit Natursauerteig oder Hefe gebacken wurde. Beim Kuchenbacken sollten Sie alle Arten von Backpulver vermeiden; stellen Sie auf Rezepturen um, die keine Backtriebmittel benötigen. (Sie werden erstaunt sein, wie gut man ohne Backpulver auskommt!)

WISSEN

Achtung, Phosphat!

Backtriebmittel sind vor allem für Dialysepatienten gefährlich sowie für Personen, die nicht zu viel Phosphat zuführen dürfen. Brot wird oft nicht als Phosphatquelle gesehen, aber es sollte im Zweifelsfall besser durch phosphatfreies Brot ersetzt werden. Patienten mit Nierenerkrankungen wissen in der Regel, dass sie eine eingeschränkte Nierenfunktion haben. Ansonsten kann man durch die Bestimmung von Kreatinin (Nierenwert) sowie Kalzium- und Phosphatgehalt des Blutes feststellen, ob eine Phosphatbelastung vorliegt. Sprechen Sie Ihren behandelnden Arzt darauf an, wenn Sie unsicher sind, ob Phosphat für Sie ein Problem darstellt oder nicht. Im Zweifel steigen Sie einfach auf phosphatfreie Backpulversorten um, diese sind billiger, haben keinen schlechten Beigeschmack und sind wesentlich ungefährlicher. Das bekannteste phosphatfreie Backtriebmittel ist Speisesoda (Natriumhydrogenkarbonat).

Modifizierte Stärken

Modifizierte Stärken sind aus medizinischer Sicht die überflüssigste Entwicklung in der Lebensmittelchemie. Diese Stoffe dienen dazu, die Herstellung von Lebensmittel zu »verbessern«, wobei die Verbesserung meistens in der Vereinfachung einzelner Arbeitsschritte besteht. Da viele der modifizierten Stärken auch in der Natur vorkommen, klebt man den Endprodukten gerne das Etikett »mit gesunden Ballaststoffen« auf.

Aber genau das ist das Problem von modifizierter Stärke: Ihre Bausteine werden durch chemische Prozesse so verknüpft, dass sie vom Menschen nicht oder nur sehr schlecht aufgespalten werden können. Das heißt, die modifizierte Stärke gelangt unverdaut in den Dickdarm, wo sie von den dort lebenden Bakterien vergoren wird. Dabei kommt es meist zu enormer Gasbildung und damit zu Blähungen. Wenn die Fermentationsprozesse schon im Dünndarm beginnen, bläht sich der Bauch der Betroffenen heftig auf, ohne dass Winde abgehen (Meteorismus); das kann sehr schmerzhaft sein. Hält dieser Zustand längere Zeit an, wird eine Fehlbesiedelung des Dünndarms mit all seinen Folgen (z.B. Bildung von Gallen- oder Nierensteinen, Gewichtszunahme, Diabetes mellitus oder Veränderungen der Innenwand von Blutgefäßen [Endothelfunktionsstörung], die das Risiko erhöhen, an einer Herz-Kreislauf-Erkrankung zu erkranken) begünstigt. Leider gibt es nur wenige Studien dazu. Die klinischen Erfahrungen sprechen aber für eine hohe Dunkelziffer solcher Erkrankungen. Eine Übersicht der derzeit zugelassenen modifizierten Stärken findet sich in der Tabelle auf S. 92.

Verwendung finden modifizierte Stärken mittlerweile in fast allen industriell gefertigten Nahrungsmitteln, vor allem jedoch in Süß- und Backwaren, Soßen, Dressings, Fertiggerichten, Light- und Tiefkühlprodukten.

Steckbrief Unverträglichkeit modifizierter Stärken

Häufige Symptome: Vor allem Reizdarmsymptomatik mit Blähungen, Müdigkeit nach dem Essen und andere Symptome, die im Rahmen einer Fehlbesiedelung des Dünndarms auftreten. Dazu gehören beispielsweise morgendliche Übelkeit, Konzentrationsstörungen nach dem Essen und auch allergieähnliche Symptome. Je nachdem, mit welchen Keimen der Darm besiedelt ist, können hier sehr unterschiedliche Symptome auftreten. Man sollte an modifizierte Stärke denken, wenn man trotz diätetischer Therapie einer Fruktose-, Laktose-, Gluten- oder Histaminunverträglichkeit weiterhin Beschwerden – insbesondere Blähungen – hat. Leitsymptom: Egal welche Diät man einhält oder welche Therapie (z.B. Antibiotika) man macht, es kommt immer nur zu einer kurzfristigen Besserung, die nie länger als einige Wochen anhält.

Diagnosemöglichkeiten: Auslassversuch. Besserung tritt ein, wenn vor allem industriell gefertigte Nahrungsmittel weggelassen werden, die modifizierte Stärke, Johannisbrot- oder Guarkernmehl, Inulin, Fruktooligosaccharide (FOS) oder Ballaststoffe enthalten.

Maßnahmen zur Beseitigung der Beschwerden: Dauerhaftes Vermeiden von industriell hergestellten Nahrungsmittel, evtl. kurzfristige antibiotische und/oder antimykotische Therapie.

91

Liste der zugelassenen modifizierten Stärken und ihre Funktion als Zusatzstoff in Nahrungsmitteln (nach: www.zusatzstoffe-online.de).

E-Nummer	Name	Zusatzstoff-Gruppe	Funktion
E 1200	Polydextrose	Feuchthaltemittel, Füllstoff	gibt Lebensmitteln Volumen und Struktur, verhindert das Austrocknen von Lebensmitteln
E 1404	oxidierte Stärke	Füllstoff, Trägerstoff, Verdickungsmittel	bindet Wasser schon bei niedrigen Temperaturen
E 1410	Monostärke-phosphat	Stabilisator, Träger-stoff, Verdickungs-mittel	besonders stabil beim Einfrieren und Auftauen, verhindert, dass sich Fett- und Wasserphasen in Lebensmitteln trennen, cremiges Mundgefühl, daher oft als Fettersatzstoff verwendet
E 1412	Distärke-phosphat	Stabilisator, Träger-stoff, Verdickungs-mittel	bildet mit Wasser Kleister, die auch bei hohen Temperaturen, in Gegen-wart von Säuren und bei starker me-chanischer Belastung (z. B. Rühren) stabil bleiben
E 1413	phosphatier-tes Distärke-phosphat	Stabilisator, Träger-stoff, Verdickungs-mittel	verbindet die Eigenschaften von E 1410 und E 1412
E 1414	acetyliertes Distärke-phosphat	Trägerstoff, Ver-dickungsmittel	starke Verdickungswirkung, bleibt auch beim Einfrieren, Auftauen und unter starker mechanischer Belas-tung (z. B. Rühren) stabil
E 1420	acetylierte Stärke	Stabilisator, Träger-stoff, Verdickungs-mittel	bindet Wasser, der Kleister bleibt auch bei sehr niedrigen Temperatu-ren stabil
E 1422	acetyliertes Distärke-adipat	Trägerstoff, Ver-dickungsmittel	hält zähflüssige Massen auch beim Einfrieren, Auftauen und unter star-ker mechanischer Belastung (z. B. Rühren) stabil
E 1440	Hydroxypro-pylstärke	Emulgator, Stabili-sator, Verdickungs-mittel	bildet Kleister, die auch in Gegen-wart von Säuren und bei sehr hohen bzw. niedrigen Temperaturen stabil bleiben

E-Nummer	Name	Zusatzstoff-Gruppe	Funktion
E 1442	Hydroxypro-pyldistärke-phosphat	Emulgator, Stabili-sator, Verdickungs-mittel	bildet kälte- und hitzestabile Gele, die auch großen mechanischen Be-lastungen standhalten (z. B. Rühren)
E 1450	Stärkenatrium-octenyl-succinat	Emulgator, Stabili-sator, Trägerstoff, Verdickungsmittel	hält Schäume stabil, erhält die Kon-sistenz von Lebensmitteln auch beim Einfrieren

Nachwort

Brot, das Sie heute im Laden kaufen, hat mit dem ursprünglichen Nahrungsmittel Brot oft nurmehr den Namen gemeinsam. Denn das schlichte Grundnahrungsmittel ist längst zur Spielwiese für Lebensmittelchemiker und Lebensmitteltechnologen geworden. Die haben die Zusammensetzung und die Herstellungsprozesse von Brot so verändert, dass ein vollkommen neues Produkt entstanden ist. Nur der Konsument glaubt immer noch, ein relativ natürliches, gesundes Nahrungsmittel zu erwerben, welches sich über die Jahrtausende bewährt hat. Doch was er kauft, ist meist nur Illusion, die Wunschvorstellung von einem Brot, in Wahrheit aber eine optische und geschmackliche Täuschung.

Brot hat seine »Unschuld« schon lange verloren

Durch Züchtung oder Gentechnik werden Getreidesorten verändert. Konzerne produzieren aus diesen Getreiden Mehlmischungen, deren Zusammensetzungen nur teilweise deklariert werden müssen. Unter dem Deckmäntelchen der Konkurrenzfähigkeit dürfen Hersteller von Lebensmittelbestandteilen ihre Rezepturen größtenteils geheimhalten. In manchen Bäckereien werden die Mehlmischungen zwar selbst hergestellt, aber auch der Bäcker weiß in der Regel nicht, welche Zusätze bereits die Mühlen dem Mehl undeklariert zugeben dürfen.

So werden oft große Mengen Vitamin C in das Mehl gemischt, um dessen Verfärbung durch Oxidation zu verhindern. Da Vitamin C allgemein als ungefährlich angesehen wird, braucht es nicht deklariert zu werden. Dabei kann der Tagesbedarf an Vitamin C allein durch den Genuss von Brot schon überschritten werden, und neuere Forschungen zeigen auf, dass hohe Dosen Antioxidanzien (zu denen das Vitamin C gehört) womöglich mehr schaden als nutzen.

Kalzium wird dem Mehl oft ebenfalls in großen Mengen zugesetzt, damit es bei der Abfüllung in Lastwagen besser durch Rohre geblasen werden kann. Auch davon weiß in der Regel weder der Bäcker noch der Konsument etwas; und hier zeigen neuere Studien, dass hohe Kalziumzufuhr womöglich die Herzinfarktrate steigen lässt.

Besonders bedenklich erscheint mir in diesem Zusammenhang, dass Frauen von ihrem Gynäkologen häufig hoch dosierte Kalziumpräparate zur Osteoporosevorbeugung verschrieben bekommen, die Kalziumzufuhr also noch weiter erhöht wird.

Außer diesen beiden gibt es noch eine ganze Reihe weiterer erlaubter (!) Mehlbehandlungsmittel, die sämtlich zum Einsatz kommen, bevor der Bäcker oder der Verbraucher ihre »einfache« Backzutat Mehl einkaufen. Und ebenso wie man selbst das Grundrezept für Kuchen oder Brot abwandelt (»verfeinert«), variiert auch der Bäcker Zutaten und Verarbeitungsschritte, um seine Brotprodukte »schöner«, »besser«, »gesünder« und damit besser verkäuflich zu machen. Nachdem Brot in der Regel nicht verpackt wird, gibt es auch keine Kennzeichnungs- oder Deklarationspflicht.

Die Bäckereifachverkäuferin sollte zwar Auskunft geben können, aber versuchen Sie einmal, an der Brottheke zu erfragen, ob das angebotene Produkt »Calciumstearoyl-2-lactylat« enthält … Die Wahrscheinlichkeit ist sehr gering, hier eine Auskunft zu bekommen. Ärzten ergeht es in dieser Hinsicht nicht anders als anderen Konsumenten: Selbst mit akribischer Detektivarbeit lässt sich die genaue Zusammensetzung von Brotprodukten nicht ermitteln, und damit hat selbst der engagierte Arzt keine Möglichkeit, Nahrungsmittelunverträglichkeiten wirklich auf den Grund zu gehen.

Fehlender Austausch zwischen den Experten

Wir stehen in der modernen arbeits- und wissensteiligen Gesellschaft vor dem grundsätzlichen Problem, dass Lebensmitteltechnologen zwar etwas von Chemie und technischen Prozessen verstehen, aber nichts oder wenig von Ernährung und medizinischen Problemen. Häufig lassen sie sich deshalb von Ernährungswissenschaftlern oder Ökotrophologen beraten. Die können vielleicht etwas zur empfohlenen Zusammensetzung von Nahrungsmitteln sagen, haben in der Regel – mangels medizinischer Ausbildung – aber ebenfalls nichts mit nahrungsmittelbedingten Erkrankungen zu tun. Und die meisten Ärzte sehen zwar diese Krankheiten, können jedoch den Zusammenhang mit Nahrungsbestandteilen nicht erkennen, weil ihnen eine spezielle ernährungsmedizinische Ausbildung fehlt. Nicht selten werden Verdauungsprobleme dann für »psychisch« erklärt, nur weil niemand den Zusammenhang mit der Nahrung erkennt oder auch nur für möglich hält.

Reformhausprodukte sind keineswegs verträglicher

Schließlich möchte ich noch eine Warnung aussprechen: Glauben Sie bitte nicht, wenn Sie Ihre Mehlmischungen oder Brote im Reformhaus kaufen, seien Sie auf der sicheren Seite. Diese Produkte sind dort nicht nur wesentlich teurer, sondern für viele Menschen noch dazu gefährlicher. In glutenfreiem Mehl oder Brot beispielsweise wird das fehlende Gluten meist durch andere, noch gefährlichere Bestandteile ersetzt. Zu den beliebtesten Ersatzstoffen gehören Erbsenprotein (führt bei allen Menschen mit Erbsenlektinunverträglichkeit zu schweren Unverträglichkeitsreaktionen), Lupinenmehl (führt bei den meisten Erdnussallergikern zu schwersten Unverträglichkeitsreaktionen), Sojamehl (führt bei allen Sojaallergikern zu schweren Unverträglichkeitsreaktionen), Laktose (führt bei rund 20 Prozent aller Deutschen zu Unverträglichkeitsreaktionen) oder Milcheiweiß (führt bei den meisten Milchallergikern zu Unverträglichkeitsreaktionen).

Die meisten Versuche, das Produkt Brot besser zu machen, erreichen bei einer Vielzahl von Menschen das Gegenteil. Spezialbrote sollten deshalb wie Medikamente gehandhabt werden und unbedingt unter ärztlicher Kontrolle »verordnet« werden.

Ich hoffe, mit diesem Buch den Grundstein für ein besseres Bewusstsein dieser Probleme zu schaffen. Fast jeder Mensch isst täglich große Mengen Brot und Cerealien. War dies – wie gesagt – vor einem Jahrhundert noch vollkommen ungefährlich, entstehen jetzt neue Krankheiten, die nur in den Ansätzen erforscht sind. Ein Grund dafür ist, dass wegen des mangelnden Problembewusstseins keine Forschungsgelder für solche Fragestellungen aufzutreiben sind, obwohl die gesamte Gesellschaft davon betroffen ist und zahlreiche Folgeerkrankungen und damit einhergehende kostspielige Untersuchungen vermieden werden könnten.

Service

Bücher zum Weiterlesen

Ledochowski M. **Wegweiser Nahrungsmittelintoleranzen. Wie Sie Ihre Unverträglichkeiten erkennen und gut damit leben.** Stuttgart: Trias; 2009

Ledochowski M. **Brot-, Gluten- und Getreideunverträglichkeiten.** Innsbruck: Akademie für Ernährungsmedizin GmbH; 2008

Wolzt M, Ring J, Feffer-Holik S. **Gesund essen & trotzdem krank. Gluten-, Lactose-, Fructose-, Histamin-Intoleranz.** Verlagshaus der Ärzte, Wien 2008

Zöliakie

Hiller A. **Zöliakie: Mehr wissen – besser verstehen. Beschwerdefrei leben mit der sicheren Diagnose und einer glutenfreien Ernährung.** Stuttgart: Trias; 2006

Hiller A. **Köstlich essen bei Zöliakie.** 2. Aufl. Stuttgart: Trias; 2010

Hiller A. **Richtig einkaufen: glutenfrei.** Stuttgart: Trias; 2010

Fruktosemalabsorption, Fruktoseintoleranz

Ledochowski M, Hölzl C. **Fruchtzuckerarm kochen und sich wohl fühlen.** Wien: Krenn; 2004

Ledochowski M. **Fruktoseunverträglichkeit und Sorbitintoleranz.** Innsbruck: Akademie für Ernährungsmedizin GmbH; 2011

Ledochowski M. **H_2-Atemteste.** Innsbruck: Akademie für Ernährungsmedizin GmbH; 2008

Laktoseintoleranz

Hof C. **Köstlich essen bei Laktoseintoleranz.** Stuttgart: Trias 2008

Ledochowski M. **Laktoseintoleranz und Milchunverträglichkeiten.** Innsbruck: Akademie für Ernährungsmedizin GmbH; 2008

Ledochowski M, Fassl-Garbani E, Datta B. **Milchzuckerarm kochen und sich wohl fühlen.** Wien: Krenn; 2005

Hilfreiche Internetadressen

Deutschland

Nationale Kontakt- und Informationsstelle zur Anregung und Unterstützung von Selbsthilfegruppen: www.nakos.de

Treffpunkt für Menschen mit Laktoseintoleranz (das Portal bietet auch Informationen für andere Nahrungsmittelunverträglichkeiten): www.libase.de

Deutsche Zöliakie Gesellschaft e. V.: www.dzg-online.de

Österreich

Portal Selbsthilfe in Österreich: www.selbsthilfe.at

Österreichische Arbeitsgemeinschaft Zöliakie: www.zoeliakie.or.at

Schweiz

Koordination und Förderung von Selbsthilfegruppen in der Schweiz: www.kosch.ch

IG Zöliakie der Deutschen Schweiz: www.zoeliakie.ch

Selbsthilfegruppen

Deutsche Zöliakie-Gesellschaft e.V. info@dzg-online.de, +49-711-459981–0, Kupferstr. 36, D-70599 Stuttgart

IG Zöliakie der Deutschen Schweiz, sekretariat@zoeliakie.ch, +41-61-2716217, Birmannsgasse 20, CH-4055 Basel

Österreichische Arbeitsgemeinschaft Zöliakie zoeliakie.oesterreich@utanet.at +43-1-66 71 887 Anton-Baumgartner-Str. 44/C5/2302, A-1230 Wien.

– **Burgenland** zoeliakie.burgenland@gmx.at , +43-2631-3158 Kirchengasse 6, A-7033 Pöttsching

– **Kärnten** zoeliakie.kaernten@gmx.at, +43-4252-24555, Neudorferweg 5a, A-9241 Wernberg

– **Niederösterreich** zoeliakie.niederoesterreich@gmx.at, +43-2236-892763, Anninger Straße 32/3/3, A-2340 Mödling.

– **Oberösterreich** zoeliakie.ooe.kk@gespag.at, +43-664-5524193, Garnisonstraße 21, A-4020 Linz

– **Salzburg** zoeliakie.salzburg@utanet.at, +43-6272-4502, Staufenstraße 43, A-5110 Oberndorf

– **Steiermark** zoeliakie.steiermark@gmx.at, +43-(0)316, Göstingerstr. 32D/9, A-8020 Graz

– **Tirol** zoeliakie.tirol@aon.at , +43-5225-63005, Haus Nr. 55, A-6165 Telfes im Stubaital

– **Vorarlberg** zoeliakie.vorarlberg@gmx.at , +43-5513-8306, Unterkrumbach 144, A-6942 Krumbach.

Register

SERVICE

hat Ihnen dieses Buch weitergeholfen? Für Anregungen, Kritik, aber auch für Lob sind wir offen. So können wir in Zukunft noch besser auf Ihre Wünsche eingehen. Schreiben Sie uns, denn Ihre Meinung zählt!

Ihr TRIAS Verlag

E-Mail-Leserservice: heike.schmid@medizinverlage.de

Lektorat TRIAS Verlag, Postfach 30 05 04, 70445 Stuttgart, Fax: 0711 - 8931 - 748

**Bibliografische Information
der Deutschen Nationalbibliothek**
Die Deutsche Nationalbibliothek verzeichnet diese
Publikation in der Deutschen Nationalbibliografie;
detaillierte bibliografische Daten sind im Internet
über http://dnb.d-nb.de abrufbar.

Programmplanung: Uta Spieldiener
Erweitertes Lektorat: Susanne Warmuth

Redaktion: Anne Bleick

Umschlaggestaltung und Layout: CYCLUS Visuelle
Kommunikation, Stuttgart

Bildnachweis:
Umschlagfoto: Dominique Loenicker, Stuttgart
Fotos im Innenteil: emotive images: S. 4, 5, 8, 20,
48; Fotolia: S. 18, 44, 47, 57; Jupiter Images: S. 50;
Dominique Loenicker, Stuttgart: S. 3; Chris Meier,
Stuttgart: S. 15, 71, 72; Micro-Medical Instrumente
GmbH: S. 26; Stockbyte Platinum: S. 14, 22, 32,
40, 65, 67, 74; Uppercutimages: S. 61

Die abgebildeten Personen haben in keiner Weise
etwas mit der Krankheit zu tun.

Zeichnungen: Christine Lackner, Ittlingen:
S. 23, 27, 53

1. Auflage 2011

© 2011 TRIAS Verlag in MVS Medizinverlage
Stuttgart GmbH & Co. KG
Oswald-Hesse-Straße 50, 70469 Stuttgart

Printed in Germany

Satz: Fotosatz Buck, Kumhausen
gesetzt in: InDesign CS4
Druck: AZ Druck und Datentechnik GmbH, Kempten

Gedruckt auf chlorfrei gebleichtem Papier

ISBN 978-3-8304-3776-5   1 2 3 4 5 6

Wichtiger Hinweis: Wie jede Wissenschaft ist die
Medizin ständigen Entwicklungen unterworfen.
Forschung und klinische Erfahrung erweitern unsere Erkenntnisse, insbesondere was Behandlung
und medikamentöse Therapie anbelangt. Soweit in
diesem Werk eine Dosierung oder eine Applikation
erwähnt wird, darf der Leser zwar darauf vertrauen,
dass Autoren, Herausgeber und Verlag große
Sorgfalt darauf verwandt haben, dass diese Angabe
dem **Wissensstand bei Fertigstellung des Werkes**
entspricht, jedoch kann vom Verlag keine Gewähr
übernommen werden.

Jeder Benutzer ist angehalten, durch sorgfältige
Prüfung der Beipackzettel der verwendeten Präparate und gegebenenfalls nach Konsultation eines
Spezialisten festzustellen, ob die dort gegebene
Empfehlung für Dosierungen oder die Beachtung
von Kontraindikationen gegenüber der Angabe
in diesem Buch abweicht. Eine solche Prüfung ist
besonders wichtig bei selten verwendeten Präparaten oder solchen, die neu auf den Markt gebracht
worden sind. **Jede Dosierung oder Applikation
erfolgt auf eigene Gefahr des Benutzers.** Autoren
und Verlag appellieren an jeden Benutzer, ihm
etwa auffallende Ungenauigkeiten dem Verlag
mitzuteilen.

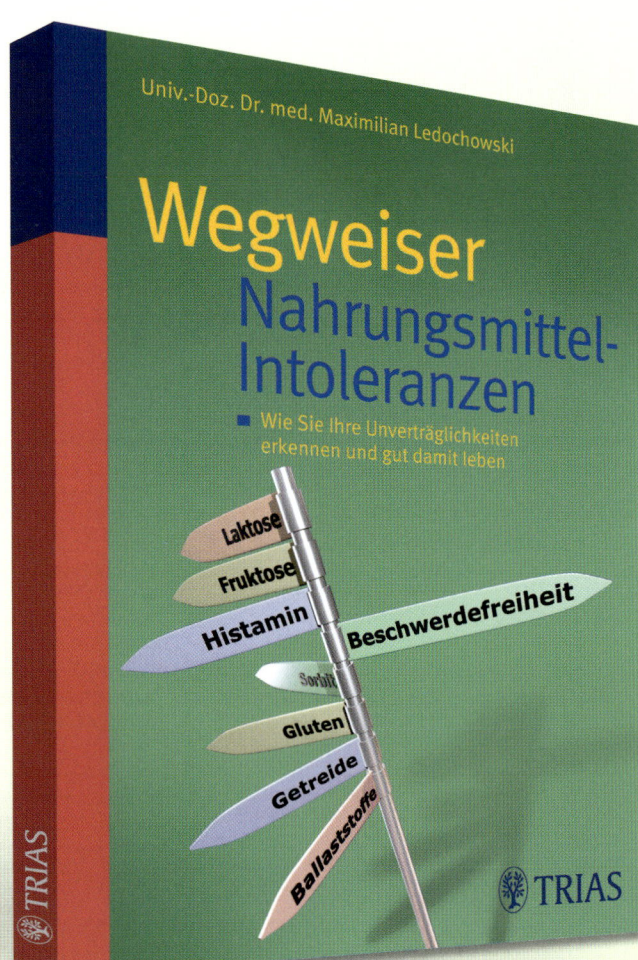
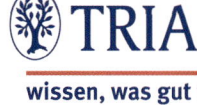

Gut leben –
glutenfrei essen

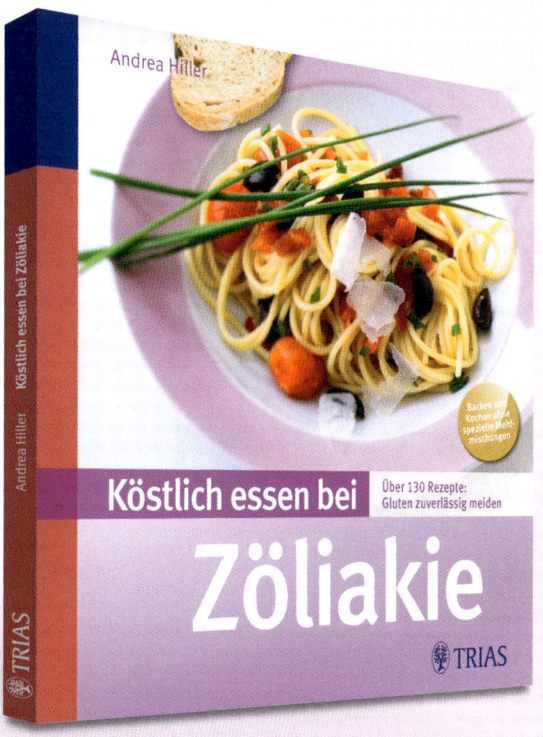

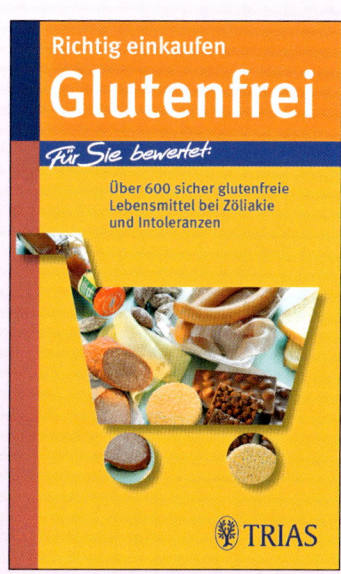

Das Kochbuch
Über 130 köstliche Rezepte für eine glutenfreie
ausgewogene Ernährung sowie zahlreiche Tipps
fürs Backen ohne Mehlmischungen

Köstlich essen bei Zöliakie
€ 19,95 [D] / € 20,60 [A] / CHF 34,90
ISBN 978-3-8304-3677-5

Die Einkaufsliste
Über 600 Nahrungsmittel, Fertiggerichte,
Snacks und Fast Food – nach dem Ampel-
Prinzip bewertet

Richtig einkaufen: Glutenfrei
€ 9,95 [D] / € 10,30 [A] / CHF 18,70
ISBN 978-3-8304-3536-5

Weitere Bücher zum Thema:
www.trias-verlag.de

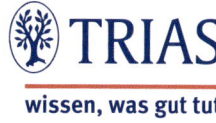

In Ihrer Buchhandlung